Für Marie-Louise,

meine Tochter,

zu ihrem 23. Geburtstag

10. Mai 2016

Deine Mama Esther

Angelika Wichert

Alexander-Technik für individuelle Lebensqualität
Den Alltag entschleunigen und Stress effektiv bewältigen

Diplomica® Verlag GmbH

Wichert, Angelika: Alexander-Technik für individuelle Lebensqualität: Den Alltag entschleunigen und Stress effektiv bewältigen, Hamburg, Diplomica Verlag GmbH 2012

ISBN: 978-3-8428-8376-5
Druck: Diplomica® Verlag GmbH, Hamburg, 2012
Covermotiv: © styf – Fotolia.com
Illustrationen: © Eva Wagendristel – www.artofeva.com

Bibliografische Information der Deutschen Nationalbibliothek:
Die Deutsche Nationalbibliothek verzeichnet diese Publikation in der Deutschen Nationalbibliografie; detaillierte bibliografische Daten sind im Internet über http://dnb.d-nb.de abrufbar.

Die digitale Ausgabe (eBook-Ausgabe) dieses Titels trägt die ISBN 978-3-8428-3376-0 und kann über den Handel oder den Verlag bezogen werden.

Inhaltsverzeichnis

1 F.M. Alexandertechnik & Psychologische Beratung

Wir leben in einer Gesellschaft, die uns mit komplexen und pluralistischen Anforderungen konfrontiert. Unsere Umwelt verändert sich schnell. Wir brauchen eine große Anpassungsfähigkeit, um die vielfältigen und sich verändernden Anforderungen an uns erfüllen zu können. Diese Situation erfordert ein hohes Maß an Bewusstheit und ein sicheres Entscheidungsvermögen darüber, wozu wir 'Ja' und wozu wir 'Nein' sagen wollen. Hat ein Mensch das Gefühl, dass die Anforderungen übermächtig geworden sind und er nur wenige oder keine geeigneten Bewältigungsstrategien zur Realisierung seiner Wünsche zur Verfügung hat, so führt dies zu Konflikten, psychischen oder psychosomatischen Störungen.

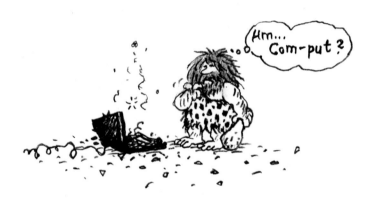

Beratung hat die Aufgabe, die Klienten in der Realisierung ihrer Ziele im persönlichen und beruflichen Bereich zu unterstützen. Die Klienten[1] bekommen Einsicht in ihre Problematik und erlernen Strategien, um ihre Probleme selbständig lösen zu können. Der Beratungsprozess zielt darauf ab, den Klientinnen zu mehr Lebensqualität zu verhelfen.[2]

Die Analogien zwischen den Modellen Psychologischer Beratung bzw. der modernen Psychologie und dem, was ich während meiner Einzelstunden in Alexandertechnik und später in meiner Ausbildung zur Lehrerin für F.M. Alexandertechnik selbst erfuhr,

---

[1] In meinen Ausführungen werde ich männliche und weibliche Bezeichnungen abwechselnd verwenden. Es sind aber stets Frauen und Männer gemeint.

[2] Zur Abgrenzung von Beratung zur Therapie: Beratung unterstützt und optimiert die Problemlösestrategien der Klienten, wobei die Probleme des Klienten nicht auf psychische Krankheiten zurückzuführen sind. Den Beginn des Grenzbereichs zur Therapie sehe ich dort, wo im Rahmen des Klärungsprozesses regressive Arbeit notwendig wird.

faszinierten mich so, dass ich mich intensiv damit beschäftigen wollte. Diese Modelle Psychologischer Beratung basieren auf dem Konzept der Ganzheitlichkeit und stellen Selbstbestimmung, Eigenverantwortung und Entscheidungsvermögen des Menschen in den Mittelpunkt. Mein Interesse gilt den Gemeinsamkeiten von Alexandertechnik und den Werkzeugen der Psychologischen Beratung. Alexander hatte wesentliche Erkenntnisse, die ich an den genannten Modellen so schätz(t)e, formuliert, an sich selbst erprobt und in der F.M. Alexandertechnik[3] methodisch umgesetzt.

Meine Erfahrungen mit der F.M. Alexander-Technik haben mich auf die Analogien zwischen Lehre, Zielen und Methode der Alexander-Technik und den Axiomen, Zielen und Methoden psychologisch-therapeutischer Ansätze aufmerksam werden lassen, die gegenwärtig für die Beratungspraxis von Bedeutung sind.

In meinem Buch erläutere ich die Alexandertechnik als ganzheitliche Methode, deren nachhaltige Wirksamkeit gerade darin besteht, dass ihre Vermittlung und Anwendung den Zusammenhang zwischen Muskelspannung, Haltung sowie Emotionen, Denk- und Fühlmustern stets mit einbezieht und bewusst macht. Das Erkennen unbewusster Muster auf all diesen Ebenen – mit denen wir uns behindern - ist die Voraussetzung für wirkliche Veränderungsprozesse, die das gesamte Potenzial des individuellen Menschen entfalten helfen. Meine Darstellung beziehe ich dabei stets auf die Wirkfaktoren der ausgewählten Ansätze Psychologischer Beratung, um das spezifische Potenzial der Alexandertechnik aufzuzeigen.

In Kapitel 2 skizziere ich anhand ausgewählter psychologischer Ansätze den Konsens zeitgenössischer Beratungsmodelle hinsichtlich ihrer Grundannahmen und ihrer Zielstellungen. Die hier formulierte Kongruenz von Grundannahmen und Zielstellung bildet den Bezug zu Lehre und Methodik der F.M. Alexander-Technik.

In Kapitel 3 stelle ich die Lehre, Zielstellung, Methodik und Wirkungsweise der F.M. Alexander-Technik vor und zeige die Analogien zu den zuvor dargestellten Modellen.

In Kapitel 4 erläutere ich die Methode und die Wirkfaktoren der 'Arbeit mit dem Inneren Team' im Rahmen der Beratungspraxis.

Die Erläuterung der einzelnen Phasen der Beratungsarbeit bildet den Rahmen, um die Äquivalenz zu den wesentlichen methodischen Elementen der F.M. Alexander-Technik und ihrer Wirkungsweise aufzuzeigen.

---

3 Im Laufe meiner Darstellung verwende ich den Begriff F.M. Alexandertechnik und Alexandertechnik synonym. Es geht dabei immer um die F.M. Alexandertechnik und ausdrücklich nicht um die von Gerda Alexander entwickelte Methode.

2 Zum Konsens psychologischer Ansätze

2.1 Selbstbestimmung, Bewusstheit und Verantwortung

Wie entstehen die tiefsitzenden Gefühle, die uns als Gewohnheiten und Automatismen 'krank' machen, und die unsere Lebensqualität beeinträchtigen und Leiden verursachen?

In der Haltung zu dieser zentralen Fragestellung der Psychologie hat sich in den letzten Jahren ein Konsens gebildet, der psychologische Ansätze unterschiedlicher Herkunft vereint. Sie basieren auf dem Konzept der Ganzheitlichkeit und rücken Selbstbestimmung, Eigenverantwortung und Entscheidungsvermögen des Individuums in den Mittelpunkt beraterischer Tätigkeit[4]. Sie lenken den Fokus auf das Individuum mit seinen unbewussten Überzeugungen, die es bei seiner Entwicklung hindern.

Die hier vorgestellten psychologischen Ansätze befinden sich an der Schnittstelle humanistischen, kognitiv-konstruktivistischen und systemischen Denkens.

Sie teilen die Anerkennung unbewusster Prozesse, die Methoden und Interventionstechniken stammen z. T. aus der Verhaltenstherapie. Ich skizziere humanistische Richtungen, die kognitive (Verhaltens-)Therapie am Beispiel der rational-emotiven Therapie, den Ansatz des NLP und das 'Modells des Inneren Teams![5]

Diese Ansätze basieren auf dem humanistischen Menschenbild und sehen das Ziel beraterischer Arbeit darin, die Klienten dabei zu unterstützen, sich ihrer Wahlfähigkeit bewusst zu werden und von ihr Gebrauch zu machen: Der Mensch hat die Fähigkeit selbst zu entscheiden, wie er mit sich selbst, anderen Menschen und seinem Leben umgehen möchte.

Eine zentrale Kategorie in den Axiomen aller dargestellten Modelle ist das Selbstkonzept[6], unsere meist unbewussten Überzeugungen. Wesentlicher Eckpfeiler der Beratungspraxis und Methodik ist die Wirkungsweise dieser Überzeugungen auf unser Fühlen, Denken und Handeln.

---

[4] In meinen weiteren Ausführungen werde ich nur von Beratung sprechen, wenn es nicht explizit auch um die therapeutische Arbeit geht, da dies der Bereich ist, auf den sich die Arbeit bezieht.

[5] In den letzten Jahren hat sich eine Vielfalt an –vor allem- integrativen und eklektischen Ansätzen entwickelt, die im Rahmen dieser Arbeit keine Berücksichtigung finden können.

[6] Den Begriff des Selbstkonzeptes verwende ich im Sinne Rogers. Im Kapitel 2.2 werde ich zudem auf 'Glaubenssätze und – 'systeme', 'Skript', 'Mentale Modelle' sowie die 'Botschaften der Teilpersönlichkeiten' eingehen, um den gemeinsamen Stand und Ansatzpunkt der verschiedenen Richtungen herauszuarbeiten. Es wird deutlich, inwiefern die Kategorie des Selbstkonzeptes in den unterschiedlichen Ansätzen interpretiert und erweitert wird.

Unsere Selbstkonzepte im Sinne mehr oder weniger bewusster Überzeugungen, filtern das, was wir wahrnehmen und sind fest verbunden mit unseren Empfindungen. Die Welt ist nicht objektiv erlebbar, sondern Produkt unserer (Sinnes-) Erfahrung, mit der wir kognitive Repräsentationen der Wirklichkeit (er-) schaffen. Diese Überzeugungen brauchen wir, um die Welt zu begreifen. Sie geben uns einen Bezugsrahmen, in dem wir handlungsfähig sind. Ohne unsere Haltungen, Werte und Überzeugungen über uns, andere und unsere Umwelt können wir nicht leben. Solange diese Annahmen unsere Entwicklung konfliktfrei begleiten, sind sie nützlich für uns.

Sie wirken aber destruktiv, wenn wir sie nicht als subjektive Realität, sondern als Tatsachenwahrheiten verstehen: Unsere Überzeugungen werden starr und wir sind unfähig, sie an sich verändernde Anforderungen der Umwelt anzupassen. Wenn wir nicht fähig sind, flexibel mit ihnen umzugehen, sie zu revidieren oder zu erweitern, blockieren sie unsere Entwicklung. Sie hindern uns an der Umsetzung unserer Wünsche und Ziele und lösen so innere, äußere Konflikte und Leidensdruck aus.

Das Tückische an diesem Wirkungszusammenhang besteht darin,

- dass die erworbenen Überzeugungen zu Denk- und Fühlgewohnheiten werden
- und dass unsere Gewohnheiten untrennbar mit ihnen verwoben sind,
- so dass sie sich in unserem Fühlen, Denken und Handeln und unseren (Körper-) Haltungen ausdrücken.

Das Vertraute fühlt sich richtig, das Unvertraute fühlt sich falsch an. Das Fühlen ist nicht verlässlich, wenn es um richtiges – für eine Person angemessenes – Verhalten geht, ist aber starker Handlungsimpuls.

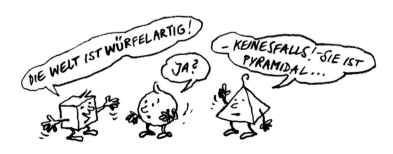

'Jeder will es richtig machen; aber niemand hält inne, um zu überlegen, ob seine Vorstellung von „richtig" die richtige ist. '[7]

An diesem Punkt setzt Psychologische Beratung an, um die hemmenden oder destruktiven Überzeugungen aufzudecken. Der Beratungsprozesses zielt darauf ab, sie durch konstruktive und für die Wünsche und Lebensziele der Klienten angemessene Überzeugungen zu ersetzen. Die Arbeit an den unbewussten blockierenden Überzeugungen und Grundannahmen, die unsere Realität bestimmen, steht im Mittelpunkt der Beratung.

Unsere Chance für eine Veränderung liegt in der Bewusstwerdung unserer Selbstkonzepte, die wir verfestigt haben. Ihre Qualität können wir daran messen, inwiefern sie uns zu einem für uns befriedigenden Lebensstil verhelfen oder aber die Entwicklung unserer Potenziale beeinträchtigen.

Kapitel 2.2 konzentriert sich lediglich auf die verbindenden Axiome der ausgewählten Ansätze in ihrer unterschiedlichen Ausformulierung und der davon abhängigen Ziele. Die daraus abgeleiteten Methoden und Interventionstechniken werde ich an dieser Stelle nicht besprechen. Im Rahmen der vorliegenden Arbeit und ihrer Zielstellung geht es mir darum, die vorgestellten Ansätze im Hinblick auf die Entstehung, Relevanz und Wirkungsweise der unbewussten Überzeugungen zu skizzieren. Die vereinfachte Darstellung ist im Kontext dieser Untersuchung notwendig und sie dient dazu, die Bedeutung der Alexander-Technik für die Bewusstwerdung psychischer Prozesse und den gemeinsamen Ansatzpunkt von Alexander-Technik und Psychologischer Beratung herauszuarbeiten.

---

[7] F.M. Alexander, zit. nach Gelb, M. (1999) Körperdynamik. Eine Einführung in die Alexander-Technik. Frankf./M., Berlin, S. 89. Künft. Zit.: Gelb 1999.

2.2 Selbstkonzepte und psychische Konflikte

2.2.1 Kognitive Therapie: Glaubenssätze und Glaubenssysteme

Kontext

In Auseinandersetzung mit der Verhaltenstherapie und mit psychoanalytischen und psychoanalysekritischen Richtungen entwickelten sich die Ansätze kognitiver (Verhaltens-) Therapien. Exemplarisch stelle ich die Grundannahmen der 'rational-emotiven Therapie (RET) Albert Ellis' dar. Die rational-emotive Therapie ist ein psychologisches Verfahren der kognitiven Umstrukturierung, das sowohl gesprächs- wie verhaltensorientiert ausgerichtet ist.[8] Die RET basiert auf einer eigenständigen psychologischen Theorie, die vor dem Hintergrund eines lernpsychologisch-erfahrungswissenschaftlichen Modells etabliert wurde. Sie sieht den Menschen als ein zielorientiertes und soziales Wesen, der daran leidet, dass seine Einstellungen und Gefühle ihn daran hindern, seine Ziele zu erreichen.

Glaubenssätze und Glaubenssysteme

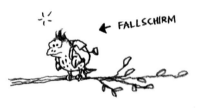

Der kognitive Ansatz basiert auf der Annahme, dass nicht (nur) die äußeren Ereignisse oder Dinge an sich eine bestimmte Qualität haben und schön, bedrohlich, problematisch, gut oder schlecht sind, sondern dass die individuelle Beurteilung ihnen diese Qualitäten verleiht. Basis und Maßstab für diese Bewertungen sind unsere gelernten Glaubenssätze. Das sind kognitive Grundannahmen im Sinne irrationaler Bewertungen und Folgerungen, die wir zu Glaubenssystemen ausbauen und kultivieren. Kennzeichen für die Feststellung solch irrationalen Gedankenguts sind: Überbewertung und Dramatisierung, Generalisierung, große Vereinfachung, fehlerhafte Schlussfolgerung und unbeweisbare Annahmen.

---

8 <http://www.psychotherapie-netzwerk.de/infobuero/therapie/verhaltenstherapie/rational-emotive/rational-emotive.htm> Rev. 050708.

Beispiele

- Schwarz-Weiß-Denken → "Jeder denkt nur an sich."
- Nie-/Immer-Annahmen → "Immer passiert mir so etwas."
- Undifferenzierte 'Wenn-Dann-Beziehungen' → "Wenn ich nicht nett bin, dann hat mich niemand gern."
- Übermäßige Selbstzuschreibungen von Verhaltensweisen Anderer: "Ich merke doch, dass der mich nicht mag, so wie der mich anguckt."

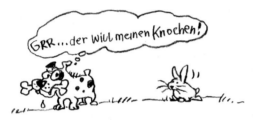

Glaubenssätze und -systeme sind anerzogene Überzeugungen. Die Irrationalismen entstehen, weil wir von Natur aus dazu neigen, anerzogene oder angeborene starke Präferenzen zu unrealistischen Forderungen umzuformen. Wir stellen logische Zusammenhänge her, wo an sich keine solchen bestehen. Unsere Ideen und Denkgewohnheiten reproduzieren wir permanent in Form 'innerer Selbstgespräche' und stabilisieren damit unsere Konflikte oder Störungen.[9] Irrationale Überzeugungen lassen sich – ihrem Bezug nach - in drei wesentliche Kategorien einteilen:

- Ich selbst: Ich muss immer alles richtig machen.
- Die Anderen: Die Anderen müssen immer freundlich zu mir sein.
- Die Umwelt/Realität: Die Umwelt muss mich mit allem versorgen, was ich mir wünsche und auf die Weise, wie ich es mir wünsche.

Glaubenssätze filtern unsere Wahrnehmung, beeinflussen unsere Reaktionen, dienen wiederum als Maßstab zur Bewertung ihrer Konsequenzen und setzen sich so fort. Die Wechselbeziehung zwischen kognitiven, emotionalen und Verhaltensprozessen führt zur Wiederholung und Kultivierung der Glaubenssysteme. Solange der Mensch synchron mit seinen Glaubenssätzen läuft, ist er mit sich im Einklang. Blockieren die Glaubenssysteme ihn aber, gerät er aus der Balance. Daran wird deutlich, dass Irrationalismen zu Selbstblockierungen führen können.

---

[9] Ellis, A. (1993): Die rational-emotive Therapie. Das innere Selbstgespräch bei seelischen Problemen und seine Veränderung. München. 5. Aufl. S. 8. Künft. Zit.: Ellis 1993.

Das A-B-C der Gefühle[10]

Belastende Gefühle lassen sich auf eine verzerrte Wahrnehmung, falsche Interpretation und irrationale Überzeugungen zu Ereignissen oder Zusammenhängen zurückführen. Denken und Fühlen sind zwei Seiten einer Medaille. Ändert sich das Denken, so ändert sich auch das Fühlen. Diese Annahme fasst die A-B-C-Theorie zusammen, die integraler Bestandteil der RET ist. Es ist in folgendem Schema darstellbar:

A = Activating Event

Es beschreibt ein äußeres Ereignis, die Situation, in der ein Klient sich befindet. Der Klient glaubt, dass diese Situation es ist, die ihm Probleme bereitet. Tatsächlich sind es aber sowohl 'A' und vor allem 'B', die eine Situation problematisch erscheinen lassen:

B = Belief System

Es beschreibt das Glaubenssystem, das die irrationalen Meinungen (Kognitionen) zum Ereignis enthält. Dies sind Sätze, die wir uns immer wieder einsuggerieren. Diese (irrationalen) Meinungen können zu psychischen Problemen führen.

C = Consequences

Dies sind die Schlussfolgerungen, die im Sinne von Bewertungen aus dem Glaubenssystem gezogen werden.

Beispiel
A: Er ist arbeitslos.
B: Er ist ein Versager.
C: Er fühlt sich wertlos, überflüssig.
D: Er trinkt... .

Zielstellung

Die Therapie setzt am Glaubenssystem - an den kognitiven Aspekten von Verhaltensauffälligkeiten (B) an - um die irrationalen Beliefs durch rationale und konstruktive zu ersetzen. Das Ziel ist die Erreichung eines konstruktiven Persönlichkeitswan-

---

10 Eine andere Bezeichnung ist A-B-C-Theorie der Persönlichkeit. Ellis 1993 : 107.

dels durch die Resynchronisierung der Glaubenssätze. Ein konstruktiver Persönlichkeitswandel tritt dann ein, wenn

"[...] ein Mensch einen bedeutsamen Teil jener unnützen, auf unrealistischen Annahmen gegründeten selbstbehindernden Reaktionen beseitigt (insbesondere starke, anhaltende [...] Ängste und Aggressionen), die er entweder bewusst erlebt oder deren Existenz unter der Oberfläche ihn dazu bringt, sich auf untaugliche oder unangemessene Weise zu verhalten."[11]

Die Klienten sollen lernen, sich selbst zu akzeptieren und die Verantwortung für ihre Ziele zu übernehmen. Dies wird durch eine differenziertere Selbst- und Fremdwahrnehmung und durch eine kritische, rationale Überprüfung der eigenen Überzeugungen im Sinne einer Selbstklärung erreicht. Ellis setzt an der Verantwortung des Einzelnen an: "Hilf dir selbst! Bring die Kraft deiner Vernunft ... ins Spiel!"[12]

Die RET arbeitet mit Methoden kognitiver Umstrukturierung und bevorzugt ein direktives Vorgehen. Irrationale Überzeugungen im inneren Selbstgespräch werden bewusst gemacht und infragegestellt und korrigiert. Die aus den Einstellungen resultierenden Gefühle sollen intensiv erlebt und verändert werden. Auf der Verhaltensebene wird das angestrebte Verhalten eingeübt und gefestigt.[13]

Die Klientin soll die Fähigkeit der selbständigen Auseinandersetzung mit sich selbst gewinnen. Die Selbstklärung ist die Voraussetzung für einen konstruktiven Umgang mit Anderen und für die Interpretation der Realität. Der Klient erlernt eine Methode: Er wird fähig, seine Glaubenssätze zu kontrollieren und verhindert, dass diese ihn selbst steuern. Er trifft selbständig eine Wahl für seine Glaubenssätze und die Richtung seiner Veränderung.

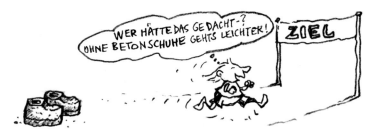

---

[11] Ellis 1993 : 95.
[12] Ellis 1993 : 7.
[13] <http://www.psychotherapie-netzwerk.de/infobuero/therapie/verhaltenstherapie/rational-emotive/rational-emotive.htm> Rev. 050708.

2.2.2 Humanistische Ansätze: Selbstkonzept und Skript

Gesprächspsychotherapie und Selbstkonzept

Kontext

Zwischen den analytischen Schulen und den Lerntheorien entstanden als weiterer Ansatz die humanistischen Richtungen. Carl Rogers entwickelte die Gesprächspsychotherapie auf der Basis des humanistischen Menschenbildes und der humanistisch-psychologischen Zielstellung. Die Gesprächspsychotherapie[14,] basiert auf einer eigenständigen Persönlichkeitstheorie und non-direktiven Verfahren für die Therapie bzw. Beratung. Eine deutliche Parallele zum psychodynamischen Ansatz C. G. Jungs zeigt die Haltung zum Wesen des Menschen. Es wird eine dem Menschen innewohnende Selbstaktualisierungstendenz angenommen, die in der Bereitschaft besteht, sich zu erhalten und die eigene Entwicklung zu fördern.[15] Der Mensch trägt alle Ressourcen für seine Heilung selbst in sich. Er ist Experte seiner selbst und daher am besten in der Lage, seine persönliche Situation zu analysieren und selbständig Lösungen zu entwickeln.

Das Selbstkonzept – Aneignung von Wirklichkeit und Identität

Die zentrale Kategorie der klientenzentrierten Psychotherapie Rogers ist das Selbstkonzept. Das Selbstkonzept beschreibt die Art und Weise, wie eine Person sich selber sieht und wahrnimmt. Zum Selbstkonzept gehören auch die Vorstellungen einer Person davon, wie die Mitmenschen sie wahrnehmen und welche Meinung sie von ihr haben. Der Begriff Konzept verdeutlicht, dass es sich nicht nur um flüchtige, veränderliche Eindrücke handelt, sondern um ein Gefüge ordentlich strukturierter Bilder, Vorstellungen und Charakterisierungen zur eigenen Person, den Beziehungen zur Umwelt und anderen Menschen. Das Selbstkonzept hat somit identitätsstiftende Funktion. Als Schema einer Person von sich selbst bestimmt es ihren eigenen Ort in der (sozialen) Umwelt, prägt ihre Gedanken, Wertungen, Haltungen, ihre Ziele und ihr Verhalten.

---

[14] Andere Bezeichnungen für die Gesprächspsychotherapie sind klientenzentrierte, personenzentrierte oder nicht-direktive, (non-direktive) Psychotherapie.
[15] Zimbardo 1992 : 410-412.

Das Selbstkonzept fungiert daher auch als Filter für die Inhalte der Wahrnehmung und Erfahrung: Welche Wahrnehmungen werden registriert, für wichtig befunden und verarbeitet? Welche werden ignoriert und als unwichtig oder gefährlich verworfen? Das Selbstkonzept hat selektive Funktion, die der Orientierung und der Wahrheitsbildung des Menschen dient. Die Bildung eines Selbstkonzepts ist notwendig für unser Bedürfnis nach Kontinuität und Orientierung. Das Selbstkonzept als Konstrukt unseres Selbst kann aber zu einem eindimensionalen Denk- und Verhaltensmuster werden, wenn wir nicht in der Lage sind, es zu überprüfen und gegebenenfalls zu revidieren. Das Selbstkonzept umfasst drei Ebenen:

Emotionale Komponente

Rogers definiert sie als die wichtigste der drei Komponenten. Sie umfasst sämtliche Regungen und Gefühlsreaktionen, die mit dem Denken, Wahrnehmen und Handeln verbunden sind. Hierzu gehören Selbsthass, Freude, Selbstmitleid, Aggression, ...

Kognitive Komponente

Sie betrifft alle inneren Vorgänge, die relevant sind für die Selbstwahrnehmung. Hierzu gehören die Denk- und Lernprozesse und die (Denk-) Muster über sich und Andere: Ich bin gut, ich bin schwierig... .

Verhaltenskomponente

Sie umfasst die Verhaltensweisen, die wir im Umgang mit uns selbst und Anderen zeigen. Wir sind freundlich, distanziert, kontaktfreudig, abweisend, ...

Selbstkonzept und Symbolisierung

Rogers unterscheidet das gesunde vom gestörten Selbstkonzept. Begreift eine Person neue Erfahrungen als passend für ihr Selbstkonzept, kann es diese vollständig integrieren. Dies bezeichnet er als unverzerrte Symbolisierung. Vermag das Individuum keine Beziehung zwischen Selbst und Erfahrung herzustellen, ignoriert es die Erfahrungsinhalte automatisch. Sie werden erst gar nicht bewusst wahrgenommen.

Wir sind normalerweise nicht in der Lage, Erfahrungsinhalte stets unverzerrt zu symbolisieren. Viele Erfahrungen sind für uns unvereinbar mit unserem Selbstkonzept, so dass wir sie ignorieren (müssen) oder verzerrt - also nur teilweise - symbolisieren.

Ein nicht gestörtes Selbstkonzept ist offen und realistisch, sodass es Gefühle, Empfindungen und die vielfältigsten Eindrücke aufnehmen kann. Das gestörte Selbstkonzept ist starr und eng. Es filtert Erfahrungen einseitig aus, so dass es zur Störung der drei Komponenten des Selbstkonzeptes kommt. Die Nicht-Kongruenz von Wahrnehmung und Denken durch abgelehnte Erfahrungen führt zu Konflikten, die sich in Unsicherheit, Angst, Schuldgefühlen oder auch psychosomatischen Symptomen äußern können. Die Wahrnehmung ist verzerrt, wichtige Lernprozesse, die persönlichkeitsfördernd sein könnten, werden verhindert.

Eine Erfahrung, die ich als Dozentin in meinen computerbasierten Kursen machte, verdeutlicht dies anschaulich: Frauen, die von sich glaubten keine Begabung für Technik zu haben, waren meist verkrampft und kaum in der Lage, den Lernstoff aufzunehmen. Dies bezog sich schnell auch auf Lerninhalte, die zunächst mit Technik nichts zu tun hatten. Die Anderen waren neugierig, experimentierten, nahmen 'Fehler' gelassen hin und nutzten sie, um daraus zu lernen. Dieses banale Beispiel lässt sich auf jede Art der Alltagserfahrung übertragen.

Flexibilität des Selbstkonzepts durch Bewusstwerdung

Die unverzerrte Symbolisierung von Erfahrungsinhalten ist nach Rogers Ausdruck der Kongruenz von Selbst und Erfahrung. Vielfältige Eindrücke, Erlebnisse und Erfahrungsinhalte werden zugelassen und angemessen verarbeitet. Der 'Zensor' Selbstkonzept ist offen, kann Neues angstfrei aufnehmen, es prüfen und für die eigene Person angemessen verarbeiten. Die Voraussetzung dafür ist ein elastisches Selbstkonzept. Die Kongruenz von Selbst und Erfahrung meint also nicht, wahllos sämtliche Erfahrungsinhalte zu integrieren. Vielmehr ist Kongruenz im Sinne von Offenheit und Bewusstheit zu verstehen. Elastizität bedeutet, das Selbstkonzept bewusst zu erweitern und zu verändern, anstatt – umgekehrt - die als inkongruent empfunden Erfahrungsinhalte abzuwehren, zu rationalisieren, oder umzudeuten.

Zielstellung

Das Ziel der Therapie oder Beratung ist die Heilung psychischer und psychosomatischer Störungen durch die Förderung der Selbstaktualisierungstendenz. Dies führt zu Selbstverwirklichung, Selbstbestimmung und Autonomie. Die Klienten sollen offen für ihre eigenen Erfahrungen werden und lernen, in ihrer Umwelt flexibel und in Übereinstimmung mit sich selbst zu handeln. Beratung oder Therapie unterstützt den

Klienten darin, Abwehrmechanismen, die einem starren Selbstkonzept entspringen, durch Selbstexploration als solche zu durchschauen und einen Zusammenhang zwischen Empfindung und Gedanken herzustellen.

Notwendige Voraussetzungen des Therapeuten sind für Rogers Empathie, Wertschätzung und Echtheit (Selbstkongruenz). Die Therapeutin spiegelt die Aussagen und Gefühle des Klienten lediglich und erreicht so, dass der Klient selbst(ständig) zu Einsichten gelangt. Dieses non-direktive Vorgehen überträgt dem Klienten die Verantwortung für den Verlauf und das Ergebnis der Therapie. Rogers sah in dieser Haltung die mit der Zielstellung der klientenzentrierten Psychotherapie korrespondierende kongruente Methode.

Transaktionsanalyse und Skript

Kontext

Die Transaktionsanalyse wurde von Eric Berne entwickelt und ist eine integrative Theorie, die kognitive, verhaltenstherapeutische Ansätze und tiefenpsychologische Denkweisen kombiniert. Sie ist eine Theorie der menschlichen Persönlichkeit, Kommunikationstheorie und eine Form der Psychotherapie. Ihre Methodik enthält Techniken, die persönlichkeitsfördernd wirken. Die Transaktionsanalyse bietet ein Entwicklungs- und Beratungskonzept zur Förderung des individuellen, sozialen und kollektiven Wachstums.[16] Sie orientiert sich am Menschenbild der Humanistischen Psychologie und sieht das Individuum als selbstbestimmtes Wesen, das an Selbstentfaltung interessiert ist.

Die Axiome der Transaktionsanalyse sind: Der Mensch an sich ist gut. Jeder Mensch hat die Fähigkeit zu denken, über sein Schicksal zu entscheiden und seine Entscheidungen zu ändern.

Die Ich-Zustände

Zentrales Element der Transaktionsanalyse ist das Modell der Ich-Zustände. Berne unterscheidet drei 'psychische Organe', aus denen heraus wir agieren, mit Anderen interagieren und reagieren: das Eltern-Ich, das Erwachsenen-Ich und das Kind-Ich. Dies sind Einheiten mit eigenen Gefühlen, Gedanken und Verhaltensweisen. Wir ent-

---

[16] <http://arbeitsblaetter.stangl-taller.at/Kommunikation/Transaktionsanalyse.shtml> Rev. 050706.

wickeln sie von frühester Kindheit an. In den Transaktionen dieser drei Zustände vollzieht sich die menschliche Kommunikation.[17] Die in der klientenzentrierten Psychotherapie angenommenen Ebenen 'Kognition', 'Emotion', 'Verhalten', werden durch das Modell von agierenden Ich-Zuständen weiter ausdifferenziert. Die Transaktionsanalyse beobachtet, aus welchen Ich-Zuständen heraus und auf welche Art und Weise Menschen miteinander kommunizieren. Dies ist der Ansatz zur Aufdeckung von Kommunikationsstörungen. Im Mittelpunkt der Transaktionsanalyse steht die einzelne Person (intrapersonale Prozesse) mit ihren komplexen Vorstellungen, Empfindungen und Haltungen *und* die einzelne Person in ihrer Interaktion mit einer oder mehreren Anderen und ihren komplexen Vorstellungen, Empfindungen und Haltungen (interpersonale Prozesse).

Das Lebensskript – unser heimliches Drehbuch

Das Konzept des Lebensskriptes gehört neben dem Konzept der Teilsysteme der Persönlichkeit zu den wesentlichen Säulen der Transaktionsanalyse. Eric Berne definiert das Lebensskript als den Lebensplan, zu dem sich ein Individuum als Reaktion auf Erlebnisse und Erziehung schon in jungen Jahren entscheidet. Dieses Skript bestimmt den Lebensweg einer Person, da es die Basis für seine Perspektive auf die Welt, seine Wertungen, Haltungen, Gefühle und Handlungen ist. Eltern oder Bezugspersonen verstärken das Skript, so dass es verfestigt und kultiviert wird. Dem Kind dient es zur Orientierung, es gibt ihm Halt und Struktur. Obwohl die frühesten Skript-Entscheidungen emotionalen Motiven folgen, wertet die Transaktionsanalyse sie als bewusste[18] Entscheidungen angesichts der Erfahrungen mit der nächsten Umwelt. Wenn das Individuum es unhinterfragt übernimmt, wirkt das Skript wie eine teleologische Kraft. Das Individuum realisiert die Ziele des Drehbuchs. Das Skript ist einem Drama mit Anfang, Klimax und Ende vergleichbar. Erfahrungsinhalte, die in dieses Skript hineinpassen, sind für das Individuum unproblematisch. Erfahrungsinhalte, die das Skript in Frage stellen und seine Gültigkeit bedrohen, werden vom Individuum uminterpretiert.

---

[17] <http://www.itaa-net.org/ta/keyideas.htm> Rev. 050710.
[18] Kinder ziehen andere 'logische' Schlüsse als Erwachsene. Insofern handelt es sich um bewusste Entscheidungen des Kindes, abhängig von der kindlichen Art zu denken.

Beispiel

Hat Person A ein Verlierer-Skript, das mit einer mangelnden Wertschätzung der eigenen Person und den eigenen Talenten verknüpft ist, so wird es sie misstrauisch machen, wenn Person B ein Talent bei ihr entdeckt, es unterstützt und fördert. Das Skript sieht so etwas nicht vor. Person A muss daher Interpretationen bemühen, um sich dieses mysteriöse Verhalten zu erklären: "Vermutlich sind diese Angebote Resultat einer Fehleinschätzung und verzerrten Wahrnehmung oder sie sind boshafte Versuche Person A bloßzustellen... ."

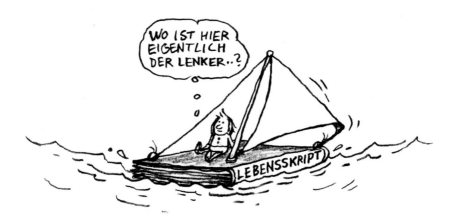

Selbst wenn es Person A gelingt, das Verlierer-Skript so zu verändern, dass sie die Unterstützung akzeptieren kann, wird es ihr an den nötigen Verhaltensweisen und Strategien fehlen, etwas daraus zu machen. Immerhin war so eine Entwicklung nicht vorgesehen, so dass Person A keine adäquaten Denk-, Gefühls- und Handlungsressourcen zur Verfügung stehen. Das Individuum wehrt sich mit spezifischen Mechanismen seine gewohnten Muster aufzugeben, da zunächst keine geeigneten Strategien für neue Muster vorhanden sind. Veränderung wird daher zur Bedrohung.

Die Skriptbotschaften

Die Transaktionsanalyse unterscheidet verschiedene Skriptbotschaften, die 'Merksätze' beim aufnehmenden Individuum bilden. Sie üben einen großen Einfluss auf die Inhalte des Lebensplans einer Person aus, da sie non-verbal untermauert und gefestigt werden. Unter den Merksätzen gibt es die Antreiber: "Streng dich im Leben an, versuch immer der Beste zu sein." Es gibt die Erlauber: "Sei geduldig mit dir, du kannst auch mal einen Fehler machen".

Daneben gibt es die Bannbotschaften, die vor allem für die Skriptinhalte verantwortlich sind, die sich im Leben negativ oder destruktiv auswirken. Den Bannbotschaften ist gemein, dass sie reglementieren und dem Individuum eine Wertschätzung und die Möglichkeiten zur Entfaltung versperren. Sie führen oft zur Verkümmerung wichtiger Lebensäußerungen und –funktionen.

Beispiele

"Fall nicht auf". Die Eltern gemahnen zur steten Anpassung, besondere Leistungen werden nicht honoriert, Auffälligkeiten - in positiver oder negativer Form - werden sanktioniert. Der Erwachsene wird ein eher tristes unauffälliges Leben führen, sich nicht besonders wertschätzen und keine außergewöhnlichen Ziele haben.

"Stell dich nicht so an". Kindliche Gefühlsreaktionen werden unterdrückt. Der Erwachsene wird vermutlich einen Panzer entwickeln und unerwünschte Gefühle, die an ihn gestellte Anforderungen in Frage stellen könnten, kaum zulassen können.

Perpetuum mobile – automatisiertes Verhaltensrepertoire

Ein zentraler Begriff, der die hartnäckige Wirkungsweise und Dynamik des Skripts erklärt, ist Gefühlsmasche. Die 'Gefühlsmasche' ist der Oberbegriff für das Bündel der an ein Skript geknüpften Verhaltensweisen. Dieses Repertoire setzt das Individuum ein, um seine Umgebung in der Weise zu manipulieren, dass es seine Bedürfnisse möglichst konfliktfrei befriedigen kann. Gefühlsmaschen sind einerseits skriptabhängige automatische Empfindungen und Reaktionsweisen, ihr Ausagieren fördert andererseits die Entwicklung des Skripts und trägt zu seiner Stabilisierung bei. Auf diese Weise wird ein Perpetuum mobile in Gang gesetzt und permanent aktualisiert. Das Ergebnis des Ausagierens der gelernten Gefühle ist das Erleben sogenannter Maschengefühle. Berne stellt die Authentizität dieser Gefühle in Frage, da sie Reflexe des beschränkten eingeübten Repertoires des Individuums sind.

Die Spiele der Erwachsenen – destruktive Verhaltensstereotypen

'Die Spiele der Erwachsenen'[19] sind für Berne komplexe Transaktionen in Form von Verhaltensstereotypen, in deren 'Maschen' sich Menschen immer wieder verstricken. Sie selbst halten diese 'Spiele' für reale Situationen und berechtigte Reaktionen auf bestimmte Umstände. Es gibt zahlreiche unterschiedliche Spiele, die den Spielern in der Regel schaden oder sie belasten. Welches Spiel ein Individuum bevorzugt, hängt von seinem Lebensskript ab. Das Spiel hat vor allem die Funktion, negative Gefühle (Maschengefühle) wie Rabattmarken anzuhäufen. Jeder Mensch entscheidet sich unbewusst für die Art von Spiel, das genau die Maschengefühle liefert, deren Ansammlung die Realisierung seines persönlichen Lebensskripts verspricht. Skriptinhalte, die Ausdrucksmöglichkeiten und Flexibilität der Ich-Zustände und ihre Konstellation stehen miteinander in Wechselwirkung.

Der 'Verlierer' sammelt Niederlagen, er spielt sowohl in informellen als auch in formellen Situationen bevorzugt die Spiele, die ihm das Gefühl einbringen, ein Versager zu sein. Hat er genug Rabattmarken angesammelt, kann er sich getrost in seinen Gefühlen einrichten, alle Chancen vorüberziehen lassen und die schlechte und feindselige Welt beklagen.

Zielstellung

Ziel der transaktionsanalytischen Arbeit ist es, Akzeptanz gegenüber der eigenen Person und der Person Anderer zu gewinnen sowie die Veränderung der gewohnten eigenen Verhaltensweisen. Die Anerkennung der eigenen Person ist die Voraussetzung dafür. Dies basiert auf der Grundannahme, dass jeder Mensch mit Unterstützung in der Lage ist herauszufinden, was für ihn richtig ist und bei der Realisierung seiner Wünsche die Interessen Anderer beachtet. In der Beratung wird das Wissen zur Verfügung gestellt, um den Klienten bei diesem Klärungsprozess zu helfen. Die Transaktionsanalyse wendet dabei aktiv direktive Techniken an. Die im intrapersonalen Dialog gewonnene Klarheit gegenüber eigenen Gefühlen und Wertungen hilft dem Klienten Handlungsspielraum gegenüber Anderen zu gewinnen. Er gewinnt Klarheit über die tatsächlichen Erwartungen seines Gegenübers. Die Wirkung der Methode liegt in der Dynamik der erlebnisaktivierenden Interaktion der unterschiedlichen Ich-Zustände, die durch unerwartete Reaktionen beantwortet werden.

---

[19] Berne, Eric 2004.

Die Klienten werden dabei unterstützt, ihre eingeschränkte – skriptgebundene - Sicht der Wirklichkeit, ihre optionslose Deutung und die damit verbundenen begrenzten Handlungsspielräume zu erweitern. Transaktionsanalytische Beratung ist (Selbst-) Klärungs-, Entscheidungshilfe und Unterstützung bei persönlichem Wachstum und Identitätsfindung.[20]

Übergeordnetes Ziel transaktionsanalytischer Beratung ist die Förderung von Autonomie durch die Entwicklung zu mehr Bewusstheit, Spontaneität und Intimität. So können wir bewusste Entscheidungen für konstruktive Verhaltensweisen uns selbst und Anderen gegenüber treffen und fähig werden, auf Menschen und Situationen angemessen zu reagieren.[21]

2.2.3 Neuro-Linguistisches Programmieren: Mentale Modelle

Kontext

Robert Dilts, einer der Konstrukteure des NLP, beschreibt NLP als "[...] Verhaltensmodell und ein System klar definierter Fähigkeiten und Techniken, das von John Grinder und Richard Bandler begründet wurde."[22] Das Inventar von Fähigkeiten, Einstellungen und Techniken des NLP wurde aus der Beobachtung menschlicher Höchstleistungen aus verschiedenen Bereichen professioneller Kommunikation wie der Psychotherapie, der Wirtschaft, der Hypnose, des Rechtswesens und der Pädagogik entwickelt. Das NLP teilt das humanistische Menschenbild und sieht das Individuum als selbstbestimmtes Wesen, das an seiner Entwicklung interessiert ist. Die Axiome des NLP basieren auf der Anerkennung des Unbewussten, dem Einfluss der Transaktionsanalyse und kommunikationstheoretischen sowie verhaltenstherapeutischen Ansätzen. Dem NLP liegt ein kognitivistisch-konstruktivistisches Weltbild zugrunde, das sich mit systemischem Denken verbindet.

Mentale Modelle

Im Mittelpunkt des NLP steht die Untersuchung menschlicher Programmierung, die durch die Wechselbeziehung zwischen Gehirn, Sprache und Körper gebildet und manifestiert wird:

---

[20] <http://www.dgta.de/forberat/taberatung.shtml> Rev. 0507010.
[21] <http://arbeitsblaetter.stangl-taller.at/Kommunikation/Transaktionsanalyse.shtml> Rev. 050705.
[22] <http://www.nlp.de/info/nlp_methode.shtml> Rev.050706.

- Das neurologische System: die Art und Weise wie unsere Sinnes-Eindrücke in Vorstellungen und Gedanken, bewusst und unbewusst, umgesetzt werden.

- Die Sprache: die Art und Weise wie wir Sprache gebrauchen und mit uns (innerlich) und mit Anderen (äußerlich) kommunizieren.

- Programmieren: die Muster, Prozesse und Strukturen und die inneren und äußeren Prozesse, die wir anwenden, wie wir sie erkennen und gezielt verändern können.[23]

Die Vielfalt der Wirklichkeit ist für uns nur durch Selektion erfahrbar. Wir vereinfachen, um uns zurechtzufinden. Wir bilden mentale Modelle, die unser Gehirn in Form kognitiver Landkarten speichert und die unsere Perspektive auf die (Um-)Welt bestimmen. Wir selektieren unsere Erfahrungen, Informationen und Eindrücke mithilfe von Generalisierungen und speichern sie in Kategorien ab. Wir blenden Erfahrungen aus, die nicht kongruent zu unseren mentalen Modellen sind (Tilgung). Wir passen die Realität an unsere Modelle an (Verzerrung). Unsere Konstruktion von Realität ist abhängig von der Filterung der Erlebnisinhalte, die wiederum auf der Basis unserer Werte, Haltungen und Einstellungen vorgenommen wird.

Wahrnehmung: Repräsentationssysteme und Metaprogramme

Die Repräsentationssysteme Schmecken, Sehen, Riechen, Hören, Fühlen bestimmen mit den differenzierenden Submodalitäten die Art und Weise, wie wir die Welt wahrnehmen, diese Informationen speichern, in unserem Gedächtnis codieren und so als Erfahrung ablegen.

Beispiel

Visuelles Repräsentationssystem:

Submodalitäten: nah-entfernt, transparent-intransparent, scharf-unscharf etc.

Zwischen internen Submodalitäten und externer analoger Wirkung behauptet das NLP einen Zusammenhang. Synästhesiemuster bestimmen die Qualität und Bewertung einer Vorstellung und ihre körperliche und emotionale Reaktion darauf.

Beispiel

Eine angenehme Erinnerung weckt noch schönere Gefühle, wenn die Submodalität 'Helligkeit' (visuell) im Vorstellungsbild intensiviert wird oder die Lautstärke (auditiv)

---

[23] <http://www.nlp.at> Rev. 050707.

eines Tones intensiviert wird. Neben diesen analogen (nonverbalen) Repräsentationssystemen und den Ausdrucksformen der Mimik und Gestik gibt es die digitalen
(verbalen) Repräsentationssysteme, die Sprache. Jeder Mensch tendiert zu einem
oder mehreren Repräsentationssystemen, die er bevorzugt nutzt.

Die Konstruktion unserer Realität erfolgt durch unsere Repräsentationssysteme auf
der Basis von Metaprogrammen. Das NLP unterscheidet drei wesentliche Wahrnehmungspositionen, die Welt zu betrachten:

- Assoziiert: Die Betrachtung der Welt ausschließlich aus dem eigenen Blickwinkel.

- Emphatisch: Die Betrachtung der Welt ausschließlich aus dem Blickwinkel einer
  anderen Person.

- Dissoziiert: Die Betrachtung der Welt von einem externen Standpunkt außerhalb: der
  unabhängige Beobachter.

Maßstab für die Beurteilung unserer mentalen Modelle, die sich als Denk-, Fühl,- und
Handlungsmuster äußern, ist das Kriterium 'Nützlichkeit'. Die zentrale Frage für die
Beurteilung der mentalen Modelle ist: Bedingen die Muster ein für das Individuum
nützliches oder nicht nützliches Verhalten?
Jede Verhaltensweise ist in einem spezifischen Kontext nützlich und erhält ihre Bedeutung nur durch die Rückmeldung, die sie auslöst. Die Handlungsabsicht eines
Individuums ist nicht von Interesse. Werden die kognitiven Repräsentationen durch
die Prozessmechanismen und Filter(-'strategien') für das Individuum ungünstig kon-
stituiert, empfindet das Individuum im Modell der eigenen Welt die Umweltvariablen
wie Sachzwänge. Es sieht andere Menschen und die gelernten Haltungen als übermächtig an. Unter dieser Voraussetzung kann es die Beeinflussung einer Situation
durch eigenes Handeln nicht mehr in Betracht ziehen. Es steht sich permanent selbst
im Wege und eine progressive Entwicklung ist meistens unmöglich.
Der Mensch entwickelt sich vor dem Hintergrund seiner jeweils vorhandenen Familie
und Kultur, die ihn in persönlicher, genetischer und mikrosoziologischer Weise prägt.
Er ist nur im Umfeld der Personen und Erfahrungen, denen er sich verpflichtet fühlt,
zu verstehen. Das Individuum wird als komplexes System gesehen, das sich in

Interaktion mit anderen komplexen Systemen (Ökologie)[24] befindet. Folgende 'logische Ebenen der Veränderung' werden in ihren Wechselbeziehungen untersucht: 1. Umwelt, 2. Verhalten, 3. Fähigkeiten, 4. Glaubenssysteme, 5. Identität und 6. Spiritualität.

Zielstellung

Das Modell und das Inventar des NLP bilden die Struktur subjektiver Erfahrung ab. Wir reagieren nicht auf die Umwelt, sondern auf unsere subjektive Abbildung der Realität. Zu den Glaubenssätzen des NLP gehört die Überzeugung, dass der Mensch fähig ist, die beste Wahl für sein Verhalten und die Gestaltung seiner (Lebens-)Welt zu treffen, wenn er genügend Informationen hat. Jeder Mensch verfügt prinzipiell über alle Ressourcen, die er braucht, um eine von ihm gewünschte Veränderung zu erreichen. Ausgehend von der Annahme, dass allen Menschen prinzipiell alle notwendigen Ressourcen zur Verfügung stehen, ist der Ansatz für die Beratung das Potenzial und nicht der Mangel.

Die Methoden des NLP versuchen den Klienten zu helfen, die Wirkungsweise ihrer eigenen und der Überzeugungen und Wahrnehmungs-Filter anderer Menschen zu durchschauen. Durch das Erkennen der Art und Weise, wie sie ihre Realität modellieren, werden sie fähig, möglichst viele als Umweltvariablen interpretierte Bedingungen in Entscheidungsvariablen umzuwandeln. Sie erfahren, dass sie einen Einfluss auf Situationen und die Reaktionen von Personen haben.

Das Ziel des NLP besteht darin, den Klienten dabei zu helfen, Selbstblockaden wahrzunehmen und die vorhandenen nützlichen Handlungsressourcen zu mobilisieren. Die realitätsnahe Korrektur der eigenen unflexiblen 'Verhaltensmuster' eröffnet den Klienten mehr Freiheit im Sinne von Wahlmöglichkeiten.

Wenn die Klienten ihr Verhalten und ihre Strategien als Muster erkennen, können sie auch fähig werden, schwierigen Situationen vorzubeugen und Krisensituationen selbständig zu bewältigen. Als nützlich erlebte Verhaltensweisen und –strategien werden in signifikante Sequenzen aufgeteilt, so dass sie in Form von Methoden fruchtbar gemacht werden können. Die Klienten erlernen damit eine Methode zur Erreichung der eigenen Veränderungsziele.

---

[24] 'Ökologie' ist die systemische Gesamtheit eines in seine Umwelt eingebundenen Individuums.

2.2.4 Das Modell des Inneren Teams: Innere Vielfalt

Kontext

Das Modell des Inneren Teams von Friedemann Schulz von Thun ist ein Persönlichkeitsmodell[25] und enthält ein Inventar von Techniken zur Klärungshilfe in der Beratung und Therapie.

Wegweiser für die Entwicklung dieses eklektischen Ansatzes sind Elemente der Gestalttherapie (Perls), Aspekte der klientenzentrierten Psychotherapie (Rogers), die Psychosynthese (Assagioli, Ferrucci), die Theorie und Methodik des Voice Dialogue (Hal und Sidra Stone), Elemente der Themenzentrierten Interaktion (Cohn), transaktionsanalytische Axiome (Goulding) und die systemische (Familien-)Therapie (Satir, Schwartz).[26]

Schultz von Thun verbindet ausgewählte theoretische und methodische Aspekte humanistischer, psychodynamischer, kognitiv-konstruktivistischer und systemischer Ansätze auf der Basis seiner Kommunikationspsychologie.

Das Innere Team – Innere Vielstimmigkeit

Das Modell des Inneren Teams ist als gruppendynamische Interpretation der Psyche einer Person zu verstehen. Es etabliert keine Persönlichkeitstheorie. Die innere Pluralität der einen Seele in Form zahlreicher Regungen spiegelt die pluralistischen Anforderungen moderner Lebensformen wider: Vielfältige Veränderungsprozesse, Entscheidungsanforderungen, Rollenerwartungen und Informationsflut nennen einige Gründe dafür, dass Identitätsbildung schwieriger geworden ist. Diese Situation macht neue pädagogisch-therapeutische Lern- und Entwicklungsziele erforderlich.

Das Modell des Inneren Teams verbindet zwei Perspektiven:

a) Es veranschaulicht die Vielfalt der menschlichen Psyche und ihre (Gruppen-) Dynamik in Analogie zu einem Arbeitsteam. Es ist phänomenologisch, indem es die inneren Regungen so beschreibt, wie sie sich zeigen.

b) Das Team einer konkreten Person zeigt die individuelle „Seelenbevölkerung" eines Menschen und eröffnet einen Weg zur Selbstklärung und Selbstentfaltung.[27]

---

[25] Es verzichtet dabei aber auf jede Kategorisierung im Sinne der Etablierung einer Persönlichkeitstheorie.

[26] Schulz v. Thun, F. (2004): Miteinander Reden 3. Das 'Innere Team' und situationsgerechte Kommunikation. Reinbek b. Hamburg. 12. Aufl. S. 49. Künft. Zit.: Schulz v. Thun 3) 2004.

[27] Schulz von Thun, F. Stegemann, W. (Hrsg.): Das Innere Team in Aktion. Praktische Arbeit mit dem Modell. Reinbek b. Hamburg 2004. S. 23-24. Künft. Zit.: Schulz v. Thun, Stegemann 2004.

Die Teammitglieder - einheitliche Impulsmuster

Die Teammitglieder sind selbständige Akteure mit ihren eigenen Gefühlen, Regungen, Haltungen, Überzeugungen und Motiven.[28] Es sind seelische Einheiten, die ihr eigenes Anliegen vertreten und sich bei bestimmten Gelegenheiten automatisch zu Wort melden.

Als 'Impulsmuster"[29] hat jedes Teammitglied seine eigene Botschaft und seine eigenen Handlungsimpulse.

Das Modell des Inneren Teams setzt voraus, dass wir bei einem Erlebnis oder bei einer Entscheidung in Übereinstimmung mit uns selbst kommunizieren, fühlen und handeln würden. Meist meldet sich jedoch mehr als eine Stimme zu Wort. Diese innere Pluralität, die häufig in Form widerstreitender Regungen als Reaktion auf Erlebnisse spürbar wird, ist die Normalsituation im Seelenleben eines jeden Menschen. Unser 'psychischer Reichtum' spiegelt die unterschiedlichen Facetten unserer Persönlichkeit, die aus unterschiedlichsten Lebensphasen stammen

können, verschiedene Rollenerwartungen in der Gegenwart repräsentieren, Erfahrungen aufbewahren und verschiedene Gefühle, Gedanken, Werte, Introjekte und Motive transportieren. Unsere Akteure stellen unser gesamtes Potenzial dar.

Das Modell des Inneren Teams veranschaulicht diese Situation und entwickelt eine Perspektive, wie wir mit dieser oft problematischen Situation umgehen können. Die Teammitglieder sind stets in Kontakt miteinander und haben drei mögliche Adressaten: das Oberhaupt, ein anderes Teammitglied, ein äußeres Gegenüber (Person, Situation). Die Botschaften der Teammitglieder weisen jede für sich die quadratische

---

[28] "Diese ganze Konstellation einzelner Teile formt sich zu einer Art Miniatur-Persönlichkeit, die mehr oder weniger vollständig ist, und ist das, was wir in der Psychosynthese eine *Teilpersönlichkeit* nennen. Teilpersönlichkeiten sind psychische Satelliten, die im Bereich unserer Persönlichkeit gleichzeitig und nebeneinander bestehen, wobei jede von ihnen ihren eigenen Stil und eigene Motivation besitzt." Ferrucci, P. (1994): Werde was du bist. Selbstverwirklichung durch Psychosynthese. Reinbek b. Hamburg. S. 56. Künft. Zit: Ferrucci 1994.

[29] Bei H. und S. Stone werden sie als Selbste, Teilpersönlichkeiten, Stimmen und Energiemuster bezeichnet. Sidra, H.; Sidra S. (2000): Du bist Viele. Das 100fache Selbst und seine Entdeckung durch die Voice-Dialogue- Methode. München. 4. Aufl. S. 25.

Struktur auf, die Schulz v. Thun für jede Kommunikationssituation beschreibt.[30] Sie drücken stets die folgenden Aspekte aus:

Sachinhalt → Ausdruck einer bestimmten Weltsicht

Selbstkundgabe→ Wer bin ich? Was habe ich auf dem Herzen?

Appell → Wozu soll jemand bewegt werden?

Beziehung → Wie steht das Mitglied zum Adressaten?

Die zentrale Frage ist:

Wie können wir angesichts widerstreitender Regungen und unterschiedlicher miteinander in Wechselwirkung stehender Botschaften klar kommunizieren, uns flexibel und angemessen verhalten[31] und je nach Gegenüber und Situation wählen, welche Akteure wir (re)agieren lassen?

Unsere Aufgabe ist es, aus den oft widerstreitenden und einander lähmenden Impulsmustern ein gut kooperierendes Team zu machen, in dem unter der Leitung eines Oberhaupts jedes Mitglied akzeptiert und gehört wird.[32] Dieses Oberhaupt ist als unser Ego, das bewusste Selbst[33] vorstellbar.

Konstellationen der Teammitglieder – Konflikte und Störungen

Unabhängig von ihrer Botschaft unterscheiden sich die Teammitglieder in mehrfacher Hinsicht voneinander. Es gibt Haupt- und Nebenakteure. Die Hauptakteure sind unsere 'sozialen Masken', sie sind das, was wir und andere unseren 'Charakter' nennen. Sie reagieren schnell und agieren am vorderen 'Bühnenrand'.

---

[30] Schulz v. Thun, F. (2004): Miteinander Reden 1. Störungen und Klärungen. Reinbek b. Hamburg. 40. Aufl. S. 23-29. Künft. Zit.: Schulz v. Thun 1) 2004.

[31] Die Begriffe Verhalten und Kommunikation verwende ich in diesem Kontext synonym. In folgender Formulierung im 'Grundgesetz' der Kommunikation "Wir können nicht nicht kommunizieren." fällt Kommunikation und Verhalten zusammen. Jedes Verhalten hat kommunikativen Charakter und jede kommunikative Handlung ist Verhalten. Watzlawick, P., Beaven, J.H 1969): Menschliche Kommunikation. Bern, Stuttgart. Zit. nach Schulz v. Thun, F (2004).: Seven Tools for Clear Communication. The Hamburg Approach in English Language. Hamburg. Künft. Zit.: Schulz v. Thun, Seven Tools 2004.

[32] Schulz v. Thun, Stegemann, 2004 : 15 ff.

[33] Im Zustand des Vorbewussten ist es vage als 'Zusammengehörigkeitsgefühl' der bewussten, erfahrbaren und aktiven Teile einer Person zu definieren.

Als Teammitglieder, die sich bewährt haben, versuchen sie automatisch jede Situation zu bewältigen und dominieren die leiseren oder sich später meldenden Stimmen, solange wir es zulassen. Zu jedem Hauptakteur gibt es aber einen Gegenspieler, der – sofern er nicht gehört und integriert wird - im Untergrund tätig wird und Energien bindet. So hat die immer Fröhliche z. B. die Ernste und Melancholische zur Gegenspielerin. Es gibt Akteure, die wir mögen und solche, die wir weniger oder gar nicht mögen. Daneben gibt es Stimmen, die uns nicht bewusst sind und solche, die wir verdrängt und abgespalten haben. Schultz v. Thun unterscheidet drei Stufen der Verbannung:[34]

a) Gegenspieler werden von den Hauptdarstellern dominiert, vom Ego werden sie aber prinzipiell anerkannt. Es entscheidet je nach Situation, ob Antipoden sich zeigen oder nicht: "So sollte ich mich hier besser nicht verhalten."

b) Die Antipoden sind 'innere Außenseiter'. Sie sind wenig geschätzt: "So bin ich leider auch, aber so sollte ich nicht sein."

c) Die Antipoden werden nicht akzeptiert und verdrängt: "So bin ich nicht."[35] Sie entfalten eine destruktive Energie im 'Untergrund'.

Spezifische Konstellationen der Teammitglieder bilden sich außerdem automatisch abhängig von äußeren Situationen und Anlässen, mit denen sich eine Person konfrontiert sieht: In Extremsituationen, Alltagssituationen, privatem, beruflichem Kontext, zu Tagesthemen... melden sich unterschiedliche Stimmen und geben hier den Ton oder Unterton an.

Beispiel
Frau B., die im Vorstellungsgespräch souverän, klar und strukturiert ist, kann angesichts eines unerwarteten Ereignisses panisch, wütend und verwirrt reagieren.

Jede 'Stimme' hat ihre eigene subjektive Realität. In der individuellen Konstellation des Inneren Teams einer Person finden sich die unbewussten Überzeugungen, Selbstkonzepte und Modelle sowie die mit ihnen verbundenen Gefühle und Motive wieder, die unseren Handlungsmustern zugrunde liegen. Sie bestimmen, welche

---

[34] Vgl. Stone, H, S. 2000 : 45-70.
[35] Schulz v. Thun 3) 2004 : 205-230.

Teammitglieder wir schätzen, zeigen, ignorieren oder unterdrücken. Die Ebenen Kognition, Emotion und Verhalten zeigen sich in jeder Teilpersönlichkeit und ihre Äußerungen werden

a) im Hinblick auf ihren Adressaten

b) in Bezug auf die vier Aspekte der Kommunikation und c) in ihrem spezifischen Kontext betrachtet.

Das Modell des Inneren Teams als Methode macht die menschliche Psyche auf anschauliche Weise sichtbar und zeigt damit einen Weg, mit den einander widerstreitenden, unterdrückten und lähmenden Stimmen umzugehen. Der Grad der Integration der Teilpersönlichkeiten bestimmt den Grad innerer Teamfähigkeit. Diese äußert sich in klarer Kommunikation und der Fähigkeit, wählen zu können, welche Akteure wir in einer spezifischen Situation zu Wort kommen lassen d. h. wie wir uns verhalten möchten. Unterdrückung oder Verdrängung von Teilpersönlichkeiten führt zu starren Denk- und Fühlmustern, zu stereotypem Verhalten. Hier entstehen die inneren und äußeren Konflikte oder psychische und psychosomatische Störungen.

Wertequadrat – Wertebalance

Wir können unser Potenzial durch die Akzeptanz und die Integration aller Stimmen fruchtbar machen, wenn wir das 'Sowohl-als-auch' zugunsten des 'Entweder-Oder'[36] zulassen. Abb. 1 zeigt das Spannungsverhältnis zweier dialektischer Gegensätze:

---

36 Die Akzeptanz und Wertschätzung des 'Sowohl-als-auch' liegt auch den Konzepten der humanistischen Ansätze, der RET und dem NLP zugrunde.

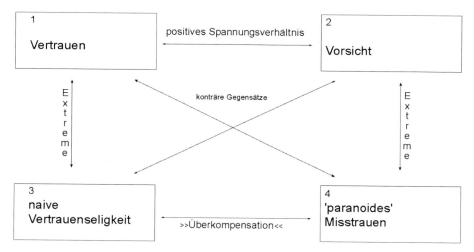

Abbildung 1[37]

Das Wertequadrat zeigt den Entwicklungsprozess zur Wertebalance am Beispiel des Werts 'Vertrauen':

Jeder Wert (Vertrauen) enthält seinen Gegenwert (Vorsicht/Misstrauen). Die Identifikation mit nur einem Wert führt zu seinem Extrem in der 'entwertenden Übertreibung' einer einseitigen Haltung. Möchten wir diesem Extrem entgehen, ohne die oberen positiven Werte einzubeziehen, lässt uns dies zwangsläufig ins andere Extrem flüchten.

Wir erreichen eine Balance in unserem Denken, Handeln und Fühlen, wenn wir fähig werden, zwischen den Polen (Vertrauen – Vorsicht/Misstrauen) zu pendeln und je nach Situation, Anlass und Erfahrung zu entscheiden, welches Maß z. B. an Vertrauen oder Vorsicht/Misstrauen angemessen ist. Wir können unser Verhalten 'einstellen' als würden wir einen Schiebregler betätigen.

Kommunikation in zwei Richtungen

Das Kriterium angemessener Kommunikation und angemessenen Verhaltens ist bei Schulz v. Thun das Ideal der Stimmigkeit. In der Erweiterung des Konzepts der Selbstkongruenz Rogers' betrifft Stimmigkeit immer zwei Ebenen:

---

[37] Schulz von Thun, F. (2004): Miteinander Reden 2. Stile, Werte und Persönlichkeitsentwicklung. Reinbek b. Hamburg. 24. Aufl. S. 38-47. Künft. Zit.: Schulz v. Thun 2) 2004. Vgl. zum Wertequadrat Helwig, P. (1967): Charakterologie. Freiburg i. Br. Überkompensation bedeutet in diesem Zusammenhang, einen persönlichen Mangel dadurch auszugleichen, dass das andere Extrem ausgelebt wird. Diese Interpretation des 'persönlichen Unbewussten' weist auch deutliche Bezüge zu C.G. Jung auf.

a) doppelte Übereinstimmung mit mir selbst (Authentizität) und

b) Übereinstimmung mit dem Charakter einer Situation (situationsgerecht)

Die erste Ebene beschreibt die nach innen gerichtete Spur, den inneren Kontext der kommunizierenden Person: Wer meldet sich? Wer möchte sich ausdrücken? Mit welcher Botschaft wäre die Person in Übereinstimmung mit sich selbst? Welche Gebote und Forderungen sind hörbar und möchten berücksichtigt werden, um die Kommunikation authentisch zu machen? Die Person richtet sich nach innen, um in doppelter Übereinstimmung

a) mit dem, was sie ausmacht und

b) mit der aktuellen Befindlichkeit zu agieren und zu kommunizieren.

Die aktuelle Befindlichkeit bezieht sich auf das aktuelle seelische Mit- und Gegeneinander in unserem Inneren.

Die zweite Ebene beschreibt die nach außen gerichtete Spur, den äußeren, situativen Kontext der kommunizierenden Person: Welche sind seine Bestandteile und wie hängen diese zusammen? Welche Gebote und Anforderungen enthalten sie, deren Berücksichtigung das Handeln situationsgerecht macht? Hier es geht um das Netz systemischer Zusammenhänge um die Person herum.[38] Das Ideal der Kommunikation bewegt sich im dialektischen Spannungsverhältnis zwischen beiden Polen 'authentisch zu sein' und gleichzeitig 'situationsgerecht' zu (re)agieren und zu kommunizieren. Seine Realisierung verlangt entsprechend eine doppelte Kenntnis:

"die Kenntnis vom ››inneren Menschen‹‹ und die Kenntnis von den Wesensmerkmalen einer systemisch eingebundenen Situation und der ihr innewohnenden ››Logik‹‹, um dann beides sinnstiftend aufeinander zu beziehen."[39]

Zielstellung

Das Innere Team als Modell und Methode verbindet humanistisches und systemisches Denken. Die Realisierung von Selbstverwirklichung und Autonomie verbindet sich mit der Erkenntnis, dass der Mensch nur als Teil eines Ganzen (an) Identität gewinnt. Entsprechend integriert das Modell des inneren Teams sechs unterschiedliche

---

[38] Schulz v. Thun 3) 2004 : 13.
[39] Schulz v. Thun 3) 2004 : 15.

Elemente, die verschiedene Teilschritte auf dem Weg darstellen, sich dem Ideal anzunähern:

- Die Lehre von der inneren Pluralität des Menschen. Ziel: Das Erkennen des einheitsstiftenden Ichs

- Die Lehre von der inneren Führung. Ziel: Das bewusste Ich bringt Synergien hervor und entwickelt ein kooperierendes Team.

- Die Lehre vom inneren Konfliktmanagement. Ziel: Finden von Lösungsstrategien von Konflikten zwischen den Teammitgliedern

- Die Lehre vom Aufbau der Persönlichkeit im Licht des Inneren Teams. Ziel: Die Integration innerer Außenseiter

- Die Lehre von der Variation innerer Aufstellungen. Ziel: Das bewusste Ich ist fähig, die Teammitglieder in Abhängigkeit von Situation und Gegenüber und abhängig vom Kontext zusammenzustellen und agieren zu lassen.

- Die Lehre vom Gehalt einer Situation und von der situationsgerechten Aufstellung innerer Mitglieder.[40] Ziel: Das bewusste Ich ist fähig, die Situation einzuschätzen und abhängig davon die geeigneten Akteure in die Situation zu schicken.

Das Konzept der Stimmigkeit wird in Zusammenhang mit einer 'Situationslehre' entwickelt. Die daraus abgeleitete Methode der Beratung hat immer eine doppelte Blickrichtung: der Einzelne im Ungang mit sich selbst, der Einzelne im Umgang mit Anderen und mit der spezifischen Situation.

Ziel der Beratung ist die Stärkung der inneren Führungskraft bei ihrer Aufgabe, sowohl nach innen als auch nach außen zu kommunizieren.

Hier geht es um die Aspekte

Kontrolle: Selbstwahrnehmung und Selbstkontrolle,

Moderation: Verständigung der Teammitglieder,

Integration: Synergetisches Zusammenführen der Einzelbeiträge,

Konfliktmanagement: Aufheben der Polarisierung verfeindeter Teammitglieder,

Teamentwicklung:

---

[40] Schulz v. Thun 3) 2004 : 18-19.

Förderung der einzelnen Teammitglieder und Förderung eines kooperativen Klimas,

Personalauswahl:
Aufstellung der geeigneten Akteure für eine gegebene Situation oder Aufgabe.[41]

Die innere Führungskraft soll als kooperative Führungskraft zur Instanz bewusster Steuerung des Verhaltens werden. Wenn dies gelingt, hat eine Person unter Berücksichtigung der inneren Situation und der äußeren Anforderungen die Wahl der stimmigen Reaktion. Sie selbst entscheidet über ihr Verhalten, nicht aber ihre Impulsmuster.

Die Beraterin fungiert als Dolmetscherin und unterstützt die Klientin bei der Verständigung der Teammitglieder untereinander und mit dem Oberhaupt. Der Aspekt der Eigenverantwortlichkeit drückt sich aus in der Aufforderung

"Sei dein eigener Chairman, der Vorsitzende deiner Selbst!"[42]

Da wir sowieso mit uns umgehen müssen, können wir es auch auf eine für uns gute Art und Weise tun.

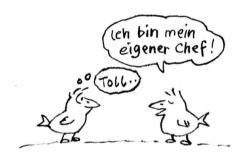

---

[41] Schulz v. Thun 3) 2004 : 70.

[42] Diese Aufforderung war ursprünglich das erste Axiom der Themenzentrierten Interaktion (Cohn). Schulz v. Thun 3) 2004 : 67.

2.3 Zur Entstehung und Wirkungsweise von Überzeugungen

Wir können nur dann tun, was wir wollen, wenn wir wissen, was wir tun. (M. Feldenkrais)

Der gemeinsame Ansatzpunkt der skizzierten Modelle sind die zu starren Schemata verkommenen unbewussten Überzeugungen und verdrängten Potenziale, die unsere Persönlichkeitsvielfalt einschränken und eine flexible Anpassung an die Realität verhindern. Die Folge ist eine Verarmung der Ausdrucksmöglichkeiten und Handlungsspielräume, ein Mangel an Autonomie und Selbstentfaltung, stereotype Denk-, Fühl,- und Handlungsmuster, die wir permanent stabilisieren. Hieraus entstehen häufig innere und äußere Konflikte, psychische und psychosomatische Störungen, da wir nicht mehr in der Lage sind, handelnd in die Welt einzugreifen und unsere Wünsche zu realisieren. Die Entstehungsgründe für unsere Überzeugungen sind vielfältig. Sie werden auf der diachronen und der synchronen Achse und immer im direkten Zusammenhang mit der individuellen Lebensgeschichte gesehen:

Bildung von Glaubenssystemen und mentalen Modellen
Von klein auf bilden wir mentale Modelle, die unsere Wahrnehmungs- und Erfahrungsinhalte filtern und unsere Orientierung sind. Dies ist unumgänglich, kann aber zum Problem werden, wenn uns unsere Kriterien der Filterung unbewusst bleiben und unsere Modelle starr werden, so dass sie unserer Entwicklung im Weg stehen.

Beobachtungslernen

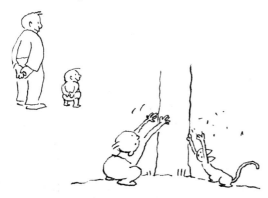

Wir ahmen Personen unserer Umgebung nach und übernehmen unhinterfragt Einstellungen, Werte, Haltungen und Verhaltensweisen.

Erziehung

Wir lernen früh, welche Regungen unerwünscht sind und versteckt werden sollten, welche Verhaltensweisen wir aufgrund von Belohnung oder Lob zeigen und entwickeln sollten. Wir verinnerlichen Moralvorstellungen, religiöse Anschauungen und Gesetze in Form von Regelwerken.

Entscheidungen

Wir treffen Entscheidungen aufgrund unserer Eindrücke und Erfahrungen auf der Basis der Logik des Kindes oder des Erwachsenen, ziehen Schlussfolgerungen und entwickeln daraus Ansprüche und Forderungen.

Zeitgeist

Wir sind Kinder unserer Zeit und geprägt durch die Anforderungen und Überzeugungen des herrschenden Zeitgeistes, der unsere Ansprüche und Lebenswege mitbestimmt.

Erbe aus der Vorzeit

Unsere Psyche ist das

> "vorläufige Endprodukt einer Entwicklung von zig Millionen Jahren. Die Anforderungen des Lebens und Überlebens haben höchst widersprüchliche Haltungen, Bereitschaften, Motive und ‹‹Lebensphilosophien›› hervorgebracht, die wir noch heute in uns wahrnehmen können."[43]

Dies alles hinterlässt tiefe Spuren und erzeugt einen Widerhall in unserem Innenleben. Beratung setzt am konkreten Konflikt der Klienten an, um diese Spuren aufzudecken, bewusst zu machen und die daraus resultierenden Muster zu hemmen. Die Voraussetzung für diesen Prozess liegt in der Akzeptanz dessen, was ist: die Akzeptanz meiner selbst, des und der Anderen sowie der äußeren Umstände, der Realität. Die Veränderung geschieht letztlich im Denken. Bei der Bewusstwerdung kommen wir am Denken nicht vorbei: Wir können nur dann tun, was wir wollen, wenn wir wissen, was wir tun. Prinzipiell haben wir immer drei Möglichkeiten, unseren Lebensweg zu gehen und das Leben zu bewältigen:

---

[43] Schulz v. Thun 3) 2004 : 45.

- Wir bleiben in unseren Denk-, Fühl- und Verhaltensmustern gefangen, setzen sie fort und lassen uns von ihnen bestimmen. Entstehende Konflikte und Leidensdruck kompensieren wir so gut es geht.

- Um Konflikten und Leidensdruck zu entgehen, verkehren wir unsere Muster in ihr Gegenteil und bleiben damit in der Starre der musterbestimmten Antihaltung gefangen.

- Wir entwickeln die Fähigkeit, unsere Handlungen jeweils in Übereinstimmung mit uns selbst und den Anforderungen einer Situation zu wählen. Wir können 'Ja' sagen, 'Nein' sagen oder etwas ganz anderes tun: Wir tun, was wir tun möchten.

Der erste Schritt auf dem Weg zur Veränderung ist das Begreifen dieser Wahlmöglichkeit als unsere Realität.

2.4 Ziele Psychologischer Beratung – Self-Support

Die Modelle der skizzierten Richtungen haben einerseits Konsequenzen für die Formulierung der Ziele von Beratung, andererseits für die Definition des Verhältnisses zwischen Berater und Klienten.

- Der Klient bekommt Bewusstheit darüber, dass er für seine Selbstwahrnehmung selber verantwortlich ist: Wie denke, fühle und handle ich?

- Der Klient gewinnt Bewusstheit darüber, dass er für sein Denken, Fühlen und Handeln selbst verantwortlich ist.

- Der Klient lernt, dass er die Verantwortung für den Umgang mit sich selbst – und mit anderen Menschen – hat

- Der Klient erlebt, dass er selber es ist, der Veränderungen im Denken, Fühlen und Handeln bewirkt. Er lernt, dass er stets die Wahl hat, wie er auf Anforderungen der Umwelt in einer für ihn und die Umgebung angemessenen Art und Weise reagieren möchte. Er kann entscheiden, welches Verhalten er wählt.

In diese Zielstellung sind die individuellen und konkreten Veränderungsziele des Klienten einzuordnen und zu bearbeiten.

- Der Klient gewinnt Bewusstheit darüber, dass er nicht mehr benötigte, unangemessene oder destruktive Selbstkonzepte selber durch neue und adäquate ersetzen kann.

- Der Berater unterstützt die Klienten bei diesem Prozess mit geeigneten Methoden und Techniken. Die Methoden sind der Person des Klienten und seiner Problematik angemessen.

-

Der übergeordnete Aspekt der Eigenverantwortlichkeit bedeutet für die Beratungspraxis:

- Der Klient formuliert seine Veränderungsziele gemeinsam mit dem Berater (Kooperation).

- Der Berater informiert den Klienten über die verwendeten Methoden und Techniken (Transparenz).

- Der Berater unterstützt den Klienten bei der Formulierung und Realisierung der selbstgewählten Ziele. Er stärkt den Self-Support[44] des Klienten, indem er ihn lehrt, wie er gewünschte Veränderungen selbst herbeiführen kann.

Er unterstützt die Klienten darin,

- die eigene Selbstwahrnehmung zu schulen,

- die Selbstblockierungen bewusst zu machen und aufzudecken,

- sie zu verstehen und

- selbst zu verändern.

---

[44] F. Perls sieht in der gelungenen Therapie die Stärkung des Self-Supports des Klienten im Sinne der 'Hilfe zur Selbsthilfe'. Wesentlicher Aspekt des Self-Supports ist die Eigenverantwortung des Klienten. Perls, F. (1992): Grundlagen der Gestalttherapie. Einführung und Sitzungsprotokolle. München, S. 62. Künft. Zit.: Perls 1992.

2.5 F.M. Alexandertechnik - Wir haben die Wahl, wie wir mit uns umgehen

Das Erlernen der F.M. Alexander-Technik kann eine effektive Ergänzung Psychologischer Beratung oder Therapie sein und - bei entsprechender Ausbildung des Lehrers – Psychologische Beratung ersetzen. Das Engagement des Klienten vorausgesetzt, können die Wechselwirkungen zwischen Beratung und Unterricht in der Alexander-Technik, der psychische Prozesse mit einbezieht und zur Sprache bringt, den Bewusstwerdungs- und Lernprozess in Bezug auf folgende Aspekte erheblich intensivieren:

- Die Schulung der Selbstwahrnehmung im Hinblick auf unser Denken, Fühlen und Tun (Verhalten)

- Das Gewahrwerden unseres Umgangs mit uns selbst, mit Anderen und mit den Anforderungen der Umwelt

- das Bewusstwerden der Eigenverantwortlichkeit in Bezug auf den Umgang mit uns selbst und mit Anderen

- Das Aufmerksamwerden auf die Potenziale der Veränderung durch eigenverantwortliches Handeln

- Das Erwerben der Fähigkeit, Veränderungen herbeizuführen, indem wir entscheiden, wie wir mit uns umgehen möchten, d. h. wie wir etwas tun und was wir tun möchten.

- Lernen, wie wir denken – über uns denken – und wie wir unser Denken verändern können

- Das Einüben der erworbenen 'Haltung' und ihre Erprobung im Alltag

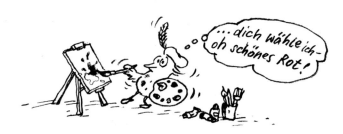

... dich wähle ich - oh schönes Rot!

SCHÖPFERISCH SEIN

Die Alexander-Technik basiert auf dem Konzept, dass alle geistigen, seelischen und körperlichen Prozesse untrennbar miteinander verknüpft sind. Die meisten Menschen reagieren in gewohnten Verhaltensmustern, da sich diese für sie vertraut und richtig anfühlen. Alles, was außerhalb des Bekannten liegt, empfinden sie als unangenehm oder falsch. Diese Gewohnheiten gilt es zu erkennen und zu lösen.

Die Methode unterstützt uns darin, auf Reize nicht in der gewohnten Art zu reagieren, sondern die Automatismen zu stoppen und uns selbst zu kontrollieren. So können wir lernen zu wählen, d. h. zu entscheiden, wie wir auf einen Reiz reagieren möchten. Ziel der Alexander-Technik ist es, dass der Schüler einen verbesserten Körpergebrauch erfährt, den Körper in Balance - im Sinne ausgewogener Energieverteilung - bringt und diese Erfahrung als Fähigkeit auf andere - an Gewohnheiten gebundene – Situationen im eigenen Leben überträgt.

Die Arbeit der Veränderung setzt am Körper an und zielt auf das Denken ab. Die Bewusstheit verändert Körper und Psyche.

"Bewusstheit (awareness)[45] verschafft uns den Sinn für unser Potenzial und unsere Fähigkeiten, für unsere eigene sensorische, motorische und intellektuelle Ausstattung. Unsere Gewohnheiten sind tief verankerte Funktionen. Jeder Wunsch, sie zu ändern, setzt voraus, sie ganz in den Focus der Bewusstheit zu rücken. Schon die Idee sie zu verändern beinhaltet die Möglichkeit ganz anderer Denk- , Fühl,- und Handlungsweisen. Ohne Bewusstheit kann es keine Kenntnis der Wahlmöglichkeit geben."[46]

Die Bewusstheit der eigenen Verantwortung für unsere Entscheidungen kann ein Weg sein, ein Leben in Übereinstimmung mit unseren Wünschen zu führen und uns gleichzeitig befähigen, die an uns gestellten Anforderungen zu erfüllen: indem wir unsere Handlungen verantwortlich und bewusst wählen. Perls erläutert den Aspekt der Eigenverantwortung anhand des Begriffs responsibility:

---

[45] Perls unterscheidet 'Bewusstheit' (awareness) deutlich vom 'Bewusstsein' (consciousness). "Bewusstheit ist die durch den Geist und die Wörter gefilterte Erfahrung: Sie ist Selbstbeobachtung, zielgerichtete Aufmerksamkeit für die ablaufenden Prozesse in uns selbst, aufmerksames Wahrnehmen und Registrieren unserer selbst und unserer Umwelt." (Perls 1992 : 84). Im deutschen Sprachraum wird entsprechend der deutschen philosophischen Tradition häufiger der Begriff Bewusstsein verwendet. Zimbardo definiert 'Bewusstsein' "als Strom der unmittelbaren Erfahrung, der sich aus Wahrnehmungen, Gedanken, Gefühlen und Wünschen, die jeden Augenblick bewusstes Erlebens ausfüllen. Er umfasst aber auch, dass man sich seiner selbst als eines Wesens bewusst ist [i. S. v. Selbstbewusstsein, A. W.] das von anderen Wesen und Gegenständen getrennt existiert. Neben der Bewusstheit für bestimmte Inhalte – für das, was wir interpretieren oder analysieren, uns selbst eingeschlossen –schließt der Begriff des Bewusstseins auch den Zustand der Bewusstheit ein" (Zimbardo 1992 : S. 192).
Bei F.M. Alexander taucht in diesem Zusammenhang meist der Begriff conscious control (bewusste Steuerung) im Sinne 'bewusster Kontrolle des Gebrauchs' vs. 'unbewussten gewohnheitsmäßigen Reagierens' auf. Es scheint mir angebracht, für die Darstellung dieser Prozesse die Begriffe Bewusstheit bzw. Gewahrsein zu verwenden. Die Instanz bewusster Wahrnehmung und Steuerung bezeichne ich als das Bewusstsein.
[46] Perls 1992 : 84.

"[...] Verantwortung (responsibility) ist in Wahrheit die Fähigkeit zu antworten (responseability), die Fähigkeit, die eigenen Reaktionen selbst zu wählen. "[47]

Im übertragenen Sinn ist Verantwortung die Fähigkeit, Automatismen durch bewusste Antwort in Übereinstimmung mit sich selbst und mit den Anforderungen einer Situation zu ersetzen.

---

[47] Perls 1992 : 98.

3 F.M. Alexander-Technik: Der Gebrauch des Selbst (Use)

3.1 Die psycho-physische Einheit von Körper und Geist

Frederick Matthias (F.M.) Alexander wurde 1869 in Australien geboren. Er starb 1955 in London. Als Schauspieler und Rezitator behinderten ihn Heiserkeit und Stimmprobleme bei seiner Arbeit. Er entdeckte, dass seine falsche Körperhaltung beim Sprechen für diese Probleme verantwortlich war und fuhr fort, seinen Körpergebrauch zu erforschen. Anfang des 20. Jahrhunderts entwickelte er allein durch Selbstbeobachtung die 'Lehre vom Gebrauch des Selbst.'[48] Die hier formulierten Standpunkte sind die Basis für die Methodik der F.M. Alexander-Technik.

Ausgangspunkt der Arbeit F. M. Alexanders war die Erkenntnis, dass unsere Entscheidung darüber, wie wir mit uns selbst umgehen, unsere Lebensqualität in höchstem Maße bestimmt. Er nannte dieses Entscheidungsvermögen 'Use',[49] den Gebrauch des Selbst: Wir können uns für einen guten oder einen schlechten bzw. falschen Gebrauch entscheiden. Den größten Fehlgebrauch sah Alexander darin, von diesem Vermögen gar keinen Gebrauch zu machen.[50] Seine Selbstbeobachtungen und Selbst-Experimente führten ihn zu der Erfahrung, dass geistige und körperliche Prozesse - in welcher menschlichen Aktivität auch immer - zusammen gesehen werden müssen:

- Geist und Körper sind keine separaten Einheiten.

- Krankheiten oder Störungen können deshalb nicht als körperliche oder geistige eingeteilt und als solche behandelt werden. Daher muss jeder Schulung "die unteilbare Einheit des menschlichen Organismus zugrunde liegen... ."[51]

Die Körperhaltung und das Verhältnis zu ihr hat Einfluss auf das gesamte psycho-physische Befinden einer Person. Den Begriff der (Körper-)Haltung ersetzte Alexan-

---

[48] Alexander, F. M. (2001): Der Gebrauch des Selbst. Freiburg. [Erstausgabe: The Use oft the Self, 1932.] Künft. zit.: Alexander 2001.

[49] In meinen Ausführungen zur Alexander-Technik verwende ich immer auch die englischen Begriffe, da es in der Literatur keine einheitlichen Übersetzungen gibt.

[50] Auch hierin drückt sich das humanistische Menschenbild aus, das den Menschen als selbstbestimmtes Wesen sieht. Aus diesem Axiom leitet sich der Appell an die Eigenverantwortlichkeit ab: "Sei dein eigener Chairman." Wir gebrauchen uns sowieso stets selbst, also können wir es auch in einem für uns guten Sinne tun.

[51] Alexander 2001 : S.2-3.

der durch 'den Gebrauch des Selbst'. Der Begriff Gebrauch meint dabei nicht den Gebrauch eines bestimmten einzelnen Körperteils, sondern Alexander verwendet ihn in einem umfassenden Sinn, bezogen auf die Arbeitsweise des Organismus im Allgemeinen.

> "Denn ich [Alexander, A. W.] habe erkannt, dass der Gebrauch eines einzelnen Körperteils unweigerlich die verschiedenen psycho-physischen Mechanismen des Organismus ins Spiel bringt und dass es dieses Zusammenwirken ist, das den Gebrauch des bestimmten Körperteils ermöglicht."[52]

Jede einzelne Aktivität betrifft den Menschen als Ganzes. Entsprechend meint das Selbst die Ganzheit kognitiver, emotionaler und physischer Vorgänge und Zustände. Der Gebrauch des Selbst bedeutet

- die Haltung des Körpers als Konsequenz des Gebrauchs,
  die sowohl die Beziehung aller einzelnen Teile zueinander als auch die Wechselwirkung kognitiver, emotionaler und physischer Prozesse und Zustände umfasst sowie

- unsere Haltung zu unserem Körper, zu uns Selbst.

Der gute oder falsche bzw. schlechte Gebrauch des Selbst ist Ausdruck der seelischen Verfassung und emotionalen Haltung einer Person als Ganzheit. Er bildet Charakterdispositionen, Selbstkonzepte, Wahrnehmungen und Haltungen ab.

Genauso gilt umgekehrt: Nur in einem bestimmten Gebrauch sind auch die entsprechenden Selbstkonzepte, unsere Wahrnehmung, Haltungen und Emotionen möglich und nur durch diesen Gebrauch können sie sich verfestigen und fortsetzen: Sie werden zu Gewohnheiten.

> "Viele gewohnheitsmäßige Haltungen drücken nicht unmittelbar eine Emotion aus, sondern sind vielmehr eine Position, aus der heraus bestimmte Verhaltensweisen und Emotionen möglich sind."[53]

Hierin besteht eine andere bedeutende Entdeckung Alexanders zu seiner Zeit. Der falsche Gebrauch des Selbst in Form schlechter Gewohnheiten ist die Konsequenz

---

[52] Alexander 2001 : 2, Anm. 1.
[53] Barlow, W.: The Alexander Principle. Dt.: Die Alexander-Technik. Gesundheit und Lebensqualität durch den richtigen Gebrauch des Körpers. München 1984. Zit. nach: Gelb 1999, S. 39.

viel tiefer gehender ungünstiger Prozesse, welche die ganze Person mit einbeziehen. Gefühlszustände wie Angst, Depression gehen einher mit der Art und Weise des Zusammenspiels mit bestimmten Konfigurationen der Muskulatur. Diese entstehen nicht allein durch emotionale Reaktionen, sondern genauso durch den Einsatz unseres Körpers in sich permanent wiederholenden Arbeitssituationen.[54]

Denken Sie z. B. an die Arbeit mit dem PC und andere Tätigkeiten, die immer gleiche Bewegungsabläufe erfordern. Wir behalten diese Abläufe als für uns charakteristische Bewegungsmuster bei. Unsere Muster und Gewohnheiten sind uns oft nicht bewusst. Unsere alltäglichen Tätigkeiten - wie setzen, sitzen, aufstehen, gehen und andere gleichförmige Arbeitsabläufe sind uns so vertraut, dass wir nicht mehr wissen, wie wir sie ausführen. Sie geschehen unbewusst, ebenso wie unsere automatischen Reaktionen auf Situationen oder Menschen, die wir unseren Charakter zu nennen gelernt haben. Die Selbstwahrnehmung konzentriert sich beim Erlernen der Alexander-Technik zunächst darauf zu beobachten, auf welche Weise wir etwas tun:

Wie denken, fühlen und handeln wir? Das Gewahrsein des 'wie' und die Beobachtung der Mittel des Tuns führen zur Veränderung der Art und Weise, wie wir etwas tun, wie wir denken, fühlen und handeln.

Das Bewusstwerden des 'wie' führt langfristig auch zur Veränderung dessen, was wir tun: Was denken, fühlen und tun wir? Im Gewahrsein dessen, was wir in der Gegenwart, in diesem Augenblick tun und in der Beobachtung dessen, wie wir es tun, liegt unser Potenzial der Entscheidung. Wir können wählen, wie wir etwas tun, was wir tun - oder - nicht (mehr) tun möchten. Hierin liegt die Entscheidung und die Verantwortung für unsere Zukunft.

Die Alexander-Technik ist eine Methode, der es gelingt, ganzheitliche Prozesse über die Steuerungsinstanz des Bewusstseins im Sinne bewusster Wahrnehmung und Kontrolle zu initiieren. Sie leitet den Schüler dazu an, diese Prozesse selbständig fortzusetzen und in einen Lernprozess umzuwandeln.

---

[54] Vgl. Gelb 1999 : 39-40.

3.2 Organismus und Primärkontrolle

Sollte es einmal zu einer entsprechenden Untersuchung kommen, so wird sich heraus-
stellen, dass alles und jedes, was wir in unserer Arbeit tun, eben dasjenige ist, was
sich unter den richtigen Umständen in der Natur selber tut – mit dem Unterschied, dass
wir lernen, es bewusst zu tun. (F.M. Alexander)

Der Mensch agiert und lebt als organische komplexe Ganzheit. Jede Bewegung betrifft den Organismus in seiner Ganzheit. Die Bewegung eines (Körper-)Teils beeinflusst die Wirkungsweise aller anderen (Körper-)Teile und die Beziehung aller (Kör-
per-)Teile zueinander.

Bei dem Versuch, die Ursachen seiner Stimmprobleme zu ergründen, beobachtete
Alexander bei sich selbst unter Zuhilfenahme eines Spiegels, dass er beim Rezitieren automatisch den Kopf nach hinten und unten in den Nacken zog, den Kehlkopf nach unten drückte und den Atem so durch den Mund einsaugte, dass ein keu-
chender Ton entstand. Er interpretierte diese Gewohnheit als einen Fehlgebrauch
der betroffenen Teile.[55] Seine Selbstbeobachtungen führten zu der Entdeckung, dass
dieser Gebrauch von Kopf und Hals untrennbar mit der Tendenz verbunden war, den
Brustkorb anzuheben und so die gesamte Gestalt zu verkürzen. Er entdeckte in
dieser Beobachtung ein dynamisches Prinzip des Kopfes und des Halses im Verhältnis zum Rumpf, das bei den meisten zivilisierten Menschen in der Regel gestört
ist. Vergleichen Sie dazu die zwei Beispiele in Abbildung 2 miteinander.

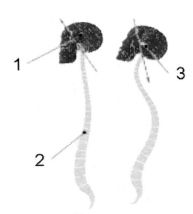

1. Der Kopf ist frei ausbalanciert auf der Wirbelsäule. Er richtet sich nach vorn und nach oben
   aus.

2. Die Wirbelsäule kann gut funktionieren und sich
   frei entfalten.

3. Der Kopf ist zurückgezogen und übt Druck auf die
   Wirbelsäule aus. Die Wirbelsäule verkürzt sich.

Abbildung 2[56]

---

[55] Alexander 2001 : 6-7.
[56] Vgl. Masterton, A. (1999): Alexander-Technik. Köln, S. 11.

Das dynamische Prinzip ist die Beziehung des Kopfes und des Halses im Verhältnis zum Rumpf. Dieses Prinzip nannte Alexander die 'primary control'[57], die Primärkontrolle. Ihr kommt eine Schlüsselfunktion bei der Koordinierung des gesamten Organismus zu. Die empfindliche natürliche Dynamik von Kopf und Hals - sowohl im Ruhezustand als auch in der Bewegung - lässt den Kopf frei auf der Wirbelsäule balancieren. Der Kopf bewegt sich im Verhältnis zum Rumpf nach oben und nach vorne. Die Wirbelsäule kann gut funktionieren und die gesamte Gestalt entfaltet ihre volle Länge. Die meisten Menschen neigen bei Bewegungsabläufen dazu, den Kopf nach hinten und nach unten zu ziehen, so dass die Muskulatur von Nacken und Hals angespannt ist.

Beobachten Sie sich einmal selber dabei, wie Sie sich auf einen Stuhl setzen. Die Vorstellung vom Hinsetzen scheint für die meisten Menschen mit einer Abwärtsbewegung verbunden zu sein: Der Kopf bewegt sich unwillkürlich nach unten und hinten, die Schultern werden nach oben gezogen, der Oberkörper bewegt sich mit vorgebeugter Wirbelsäule nach unten, der Körper 'fällt' mit dem Gesäß auf den Stuhl, als würde der Stuhl die Bewegung und das Ende der Bewegung kontrollieren. Versuchen Sie nicht, die Bewegung des Kopfes bewusst zu kontrollieren, indem Sie ihn z. B. nach oben halten. Der bewusste Versuch einer Korrektur ist lediglich eine andere Art der 'Einmischung', die zwangsläufig zu einer anderen Fehlhaltung führt.[58]

Die Beachtung der Idee der Primärkontrolle lässt den Kopf auch bei der Abwärtsbewegung nach vorn und oben gehen, er balanciert auch in der Bewegung frei auf der Wirbelsäule, so dass Nacken und Hals entspannt sind. Das Verhältnis von Kopf und Hals im Verhältnis zum Rumpf führt die Bewegung an und kontrolliert die Bewegungskonfiguration aller Gliedmaßen und Muskeln. Die Bewegung geschieht in den Knie- und Hüftgelenken. Die Knie gehen nach vorne, die Hüftgelenke erlauben dem Rumpf mit aufgerichteter Wirbelsäule nach unten zu gehen, die Bewegung endet, wenn der Stuhl erreicht ist.

---

[57] Ein anderer Begriff für 'primary control', (Primärkontrolle) ist 'basic relationship' (Grundbeziehung).
[58] Beobachten Sie dieses Phänomen ruhig mithilfe eines Spiegels. Ich werde darauf in 3.3.1 näher eingehen.

Das 'Einmischen'[59] in die natürliche Dynamik der Primärkontrolle, indem wir den Kopf nach unten und hinten ziehen, übt einen starken Druck auf die Wirbelsäule aus. Dadurch wird ihre natürliche Flexibilität eingeschränkt. Dies hat wiederum Auswirkungen auf den gesamten Organismus: Die Organe haben weniger Raum, die Lungen werden zusammengepresst, die Extremitäten werden beeinträchtigt. Die permanente Anspannung der Halsmuskeln verhindert das freie Balancieren des Kopfes auf der Wirbelsäule. Die Folge ist eine Verspannung der Muskulatur des Rumpfes und eine übermäßige Spannkraft (Tonus) in den anderen stützenden Muskeln im Körper. Dies verursacht eine ungesunde Verstärkung der natürlichen Krümmung der Wirbelsäule, so dass zuviel Druck auf die einzelnen Wirbel und die Gelenke der Wirbelsäule ausgeübt wird. Dies führt zu Überbelastung und einer gestörten Beziehung der Gliedmaßen zum Körper.

Die natürliche Kräfteverteilung im Körper durch eine angemessene Muskelspannung und Energieverteilung ist aus dem Gleichgewicht geraten. Wir bringen meistens viel mehr Kraft und Spannung zur Verrichtung beliebiger Tätigkeiten auf als nötig. Das gilt sogar für die Aufrichtung und Aufrechthaltung unseres Körpers sowie für den Ruhezustand. Eine Festsetzung dieses Gebrauchsmusters im Körper im Sinne einer automatischen Reaktion führt zum Verlust der natürlichen Balance des Organismus, in dem ursprünglich jeder Teil die ihm eigene Aufgabe in Harmonie mit den anderen Teilen übernimmt.

Nacken(-Muskulatur) und Schultern übernehmen z. B. häufig die Arbeit des Rückens; wir verhalten uns oft so, als wären wir nicht ein ganzheitlicher Organismus, sondern ein beziehungsloses Gebilde unterschiedlichster Einheiten bzw. Persönlichkeiten.[60] Das organische ganzheitliche Funktionieren des Körpers ist gestört, wir haben den Kontakt zu einzelnen Teilen verloren.

Der gewohnte falsche Gebrauch verursacht den kombinierten falschen Gebrauch der gesamten psychophysischen Mechanismen. Dies ist der Gebrauch, der jeder (All-

---

[59] Auch Alexanders Schlussfolgerungen liegt der Gedanke der Selbstregulierungsfähigkeit menschlichen Seins zugrunde. C.G. Jung sah in der Dynamik der Psyche, ihrer permanenten Veränderlichkeit, die Ursache für ihre Fähigkeit zur Selbstregulierung, die stets darauf ausgerichtet ist, einen Gleichgewichtszustand herzustellen. Die Neurose interpretierte er als Ausdruck verlorenen Gleichgewichts, die einen Ausgleich für schwere Konflikte schafft. Vgl. auch Perls: "Der Mensch begreift die Beziehung zwischen sich und der Gesellschaft, so wie die Teile des Körpers anscheinend ihre Beziehung zum Körperganzen instinktiv begreifen. Die Probleme einer Person resultieren nicht aus dem Wunsch, die natürliche Balance zu stören, sondern aus den fehlgelenkten Bewegungen in Richtung auf ihre Herstellung und Erhaltung." Perls 1992 : 44-45.

[60] Vgl. Gelb 1999 : 44.

tags-)Tätigkeit zugrunde liegt: der gewohnte falsche Gebrauch des Selbst.[61] Der un-ökonomische Einsatz unserer Energien beeinflusst ebenso unsere Gefühle und unser Denken und führt zu inneren Konflikten und belastenden Spannungszuständen.[62] Die Muskulatur ist die psychische Landkarte unseres Inneren. Das reflexartige Zurückziehen des Kopfes ist ursprünglich eine natürliche Reaktion auf Stress oder Gefahr, ein instinktiver Angstreflex bei Mensch und Tier. Alexander sah in diesem Schlüsselreflex eine Fehlanpassung des zivilisierten Menschen an die moderne Umwelt. Die Alternative besteht nicht in einer Rückkehr in ein vorzivilisiertes Stadium, sondern Alexander zog aus seiner Beobachtung folgenden Schluss:

"In dem Maße, in dem sich die unmittelbare Abhängigkeit des Menschen von seinem Körper für den Verdienst des Lebensunterhalts verringert hat, sind seine Instinkte unzuverlässiger geworden; und er muss jetzt die Kräfte seines Bewusstseins einsetzen, um die Lücke zu füllen, die durch die Degeneration der Instinkte entstanden ist."[63]

Die Alexander-Technik ist eine Methode zur Integration von Psyche und Körper. Das übergeordnete Ziel besteht darin, den Körper sowie Empfinden, Denken und Handeln durch bewusste Selbstwahrnehmung und Bewusstwerdung des Fehlgebrauchs in die natürliche Balance zu bringen. Dabei geht es explizit nicht darum, die 'richtige' Haltung oder den 'richtigen' Bewegungsablauf im Sinne einer Korrektur zu lehren, sondern um den individuell adäquaten Einsatz der Energie einer Person. Der Aspekt der individuellen Verantwortung und der Intellekt nehmen dabei eine zentrale Stellung ein.

Der durch die Alexander-Technik intendierte Veränderungsprozess erfordert eine grundlegende Veränderung der Selbstkonzepte und Glaubenssätze, d. h. der Art und Weise, wie ein Mensch über sich selber denkt. Die Veränderung findet nicht im Körper, sondern zunächst im Denken statt.

"Die Bedeutung der Primärkontrolle liegt darin, dass sie als Schlüssel zur Koordinierung des gesamten Organismus dient. Wenn wir ein Verständnis entwickeln

---

[61] Vgl. Alexander 2001 : 13.

[62] "Wenn das Individuum zu einem überlebten Handlungsmuster erstarrt, verliert es nach und nach seine Fähigkeit, irgendeinem Bedürfnis, die sozialen Bedürfnisse eingeschlossen, Rechnung zu tragen." Perls 1992 : 44.

[63] Gelb 1999 : 65-66.

können für die Feinheiten im Ausbalancieren unseres Kopfes, dann können wir beginnen, Verantwortung für unsere ausgleichenden Reflexe zu übernehmen... ."[64]

Dies ist die Voraussetzung dafür, uns selbst von starren, selbstblockierenden und unseren gesamten Organismus schädigenden Reaktionen zu befreien.

3.3 Zu den Bedingungen des Fehlgebrauchs

3.3.1 Die Macht der Gewohnheit

In jedem verspannten Menschen ist ein freier, der nicht weiß, wie er herauskommen soll.

(A. Esser-Driever)

Alexander entdeckte, dass er seine Stimmprobleme beim Rezitieren bereits lindern konnte, wenn er es unterließ, den Kopf nach unten und hinten zu ziehen, da dies unmittelbare Auswirkungen auf den Kehlkopf, die Art und Weise des Einatmens, die Verkürzung der Gestalt und den Gebrauch anderer Körperteile hatte.

Er glaubte, die Lösung für sein Problem gefunden zu haben, indem er die Ursache des Fehlgebrauchs nur bewusst korrigieren müsste. Er versuchte also beim Rezitieren den Fehlgebrauch zu unterlassen und gleichzeitig seinen Kopf bewusst nach oben und vorn zu bringen, die Gestalt dadurch zu verlängern und den Rücken zu weiten. Obwohl es ihm gelang, diese Tätigkeiten als solche im Ruhezustand – also unabhängig vom Rezitieren - auszuführen, zeigte ihm seine Kontrolle mithilfe von Spiegeln, dass er beim gewohnten Akt des Rezitierens aber nicht das tat, was er zu tun glaubte, sondern den Kopf weiter nach hinten und unten zog. Er sah, dass er sich in gewohnter Art (fehl-)verhielt.[65]

Versuchen Sie, den Kopf während des Setzens bewusst nach oben und nach vorne zu bringen, so werden Sie sich vermutlich einbilden, eine vorbildliche Haltung eingenommen zu haben. Mithilfe eines Spiegels werden Sie feststellen, dass der Kopf nach wie vor nicht frei auf der Wirbelsäule balanciert, sondern dass Sie dieselbe 'nach hinten-und-unten-Bewegung' vollzogen oder eine andere Haltung eingenommen haben, die wiederum mit einer vermehrten Muskelanspannung verbunden ist.

---

[64] Gelb 1999 : 57.
[65] Alexander 2001: 9-10.

Der Reiz, eine kultivierte und gewohnte Handlung auszuführen (das Rezitieren mit der gewohnten Kopfhaltung), war also so stark, dass er diese Gewohnheit (den Kopf nach hinten und unten zu ziehen)

    a) nicht unterbinden und

    b) nicht durch eine neue und bessere 'Tätigkeit' ersetzen konnte.

Alexander hatte lediglich geglaubt eine neue und bessere Tätigkeit auszuführen, den Kopf also nach vorn und oben zu richten, die Gestalt zu verlängern und den Rücken zu weiten. Er erkannte, dass er einer Sinnestäuschung erlegen war. Dies ist der zweite wesentliche Aspekt dieser Beobachtung. Er hatte bis dahin angenommen,

> "der Mensch sei imstande, bei Tätigkeiten, die seiner Gewohnheit zuwiderlaufen und unvertraute Sinneserfahrungen mit sich bringen, das zu tun, 'was er wirklich will', nur weil ihm dies bei Tätigkeiten gelingt, die er gewohnt ist und deren Sinneserfahrungen ihm vertraut sind."[66]

Alexanders Beobachtungen im Spiegel führten ihn zu der Erkenntnis, dass der gewohnte falsche Gebrauch bei jedem Handlungsstimulus, also auch bei dem Wunsch zu Rezitieren - die Reaktion bestimmt und die Anwendung eines 'besseren' Gebrauchs verhindert. Der Einfluss des Fehlgebrauchs ist stets dominant, da er eine herangebildete und kultivierte Gewohnheit ist, die fast alle Tätigkeiten begleitet. Die Gewohnheit selbst löst den unwiderstehlichen Stimulus aus, sich auf die gewohnte und falsche Art zu gebrauchen. Seine Unterrichtserfahrungen zeigten ihm, dass dies nicht seine persönliche Eigenart war, sondern dass die meisten Menschen unter ähnlichen Bedingungen genauso reagieren.

3.3.2 Die Unzuverlässigkeit des kinästhetischen Sinns

Um unsere Körperwahrnehmung zu erweitern, reichen unsere fünf Sinne Sehen, Hören, Riechen, Schmecken und Tasten nicht aus. Dies sind die Extereorezeptoren, die wahrnehmen, was außerhalb unserer Körperbegrenzung geschieht. Unser sechster Sinn, der kinästhetische Sinn, gibt uns die Information über unser Gewicht, unsere Haltung, unsere Bewegung und unsere Position im Raum. Er ist auch der Sinn dafür, wie viel Muskelspannung wir aufbringen. Für die Wahrnehmung unseres

---

[66] Alexander 2001 : 11.

eigenen Tuns, für unser inneres Erleben ist er hinsichtlich seiner Bedeutung im Grunde der erste Sinn. Die gewohnheitsmäßige Einmischung in das natürliche Funktionieren der Primärkontrolle hat eine verzerrende Wirkung auf unsere Selbstwahrnehmung. Der zur Gewohnheit gewordene Fehlgebrauch beeinflusst unsere Beziehung zu unserer Innenwelt und zu unserem kinästhetischen Sinn.

Wir können uns nicht darauf verlassen, dass wir so handeln wie es sich für uns anfühlt. Unsere Gewohnheiten fühlen sich für uns vertraut, also richtig an, ungewohnte Bewegungsabläufe und Haltungen fühlen sich für uns falsch an. Daher spüren wir – solange wir ungeübt sind – in der Regel nicht, wenn wir entgegen unserer Bemühung uns anders zu (ver-)halten in unsere alten Muster zurückfallen: Selbst wenn wir glauben, dass wir uns anders und besser verhalten, brauchen wir eine objektive Instanz, die uns eine Rückmeldung darüber gibt, ob das stimmt. Unser kinästhetischer Sinn ist unzuverlässig geworden. Wir gleichen diesen Umstand dadurch aus, dass wir unsere Haltung mithilfe des Sehsinns durch einen Blick in den Spiegel überprüfen.

Die kinästhetische Wahrnehmung umfasst die Empfindung von Bewegungen des eigenen Körpers oder einzelner Körperteile gegeneinander und die dabei auftretenden Kraftleistungen. Sie liefert dem Gehirn Informationen über die Muskelspannung, die Stellung der Gelenke zum Körper und Druck- und Zugkräfte im Gelenk.

Die Bewegungswahrnehmung erfolgt über die Propriozeptoren in den Muskeln, Sehnen und Gelenken. Die Koordination ist das Zusammenspiel der Muskulatur, um eine Bewegung ausführen oder eine bestimmte Haltung einnehmen zu können. Diese wird durch ein ständiges Wechselspiel zwischen Output und Input von Information in unserem Gehirn geleistet. Das Zentralnervensystem (ZNS) gibt die Information aus. Hier bildet sich die Vorstellung einer Bewegung oder Haltung und existiert weiter. Diese Vorstellung liefert die benötigten Informationen (output) für den adäquaten Muskeltonus, so dass ein Körperteil eine bestimmte Position einnehmen kann. Unsere Wahrnehmung liefert die Information (input) darüber, ob der Körperteil diese Position auch tatsächlich eingenommen hat. Das Gehirn leistet den Abgleich von Vorstellung und eingehender Information über die tatsächliche Position des Körperteils. Registriert das Gehirn eine Abweichung, so sendet es neue Informationen zur Korrektur.[67] Weicht eine Position oder Haltung aber dauerhaft von der gespei-

---

[67] Die Grundannahmen von F.M. Alexander fanden theoretische Bestätigung durch die Arbeiten des Neurophysiologen C.H. Sherrington, der Anatomen R. A. Dart und G. E. Coghill und des Pharmakologen R. Magnus. <http://www.alexander-technik.org/frame1.html> Rev. 2005-06-27.

cherten Vorstellung ab, so passt sich das Gehirn an und signalisiert eine Übereinstimmung von Vorstellung und Muskeltonus, Position oder Haltung des Körperteils. Entsteht im Muskel zuviel Spannung, so funktioniert das Wechselspiel zwischen Gehirn und Muskel nicht mehr und wir spüren nicht mehr, was wir tatsächlich tun.[68]

"Wenn der Geist denkt, dass wir so oder so sind, reagiert der Körper entsprechend und wir werden so, wie wir ihn benutzen."[69]

... so dass der Geist denkt, dass wir so und so sind und der Körper entsprechend reagiert und wir werden, wie wir ihn benutzen, so dass der Geist... .

Dies ist der Kreislauf, den wir permanent durch jede gewohnte Tätigkeit, unser Denken, Fühlen und Verhalten in Gang halten. Alexander entdeckte hierin die Erklärung dafür, warum wir ohne Bewusstheit in relativer Unkenntnis dessen leben, was wir eigentlich dauernd tun, denken und fühlen und wie wir diese Prozesse permanent initiieren, fortsetzen und kultivieren. Er fand darin ebenso die Erklärung dafür, warum eine Verhaltensänderung oder eine Veränderung von Denk-, und Gefühlsmustern nicht einfach gelingen kann, wenn wir versuchen, die angestrebte Verhaltensweise einfach auszuführen. Sie kann immer nur eine Wiederholung dessen sein, was uns vertraut ist.

Das Unbekannte, das wir zu erreichen versuchen, stimmt mit unseren Sinneserfahrungen nicht überein, die sich bisher richtig, gut oder normal anfühlten. Hier liegt eine Ursache dafür, dass alle Methoden, die das 'Phänomen der falschen Empfindung' nicht in den Mittelpunkt ihrer Arbeit rücken, vermutlich scheitern und keine echte Veränderung bewirken können.

Unsere Vorstellungen, Gedanken, Geisteshaltungen, Gefühle, Regungen und Körperhaltungen sind tief in unser Nervensystem eingebrannt. Was wir im Spiegel sehen, ist die Konsequenz gestörter innerer Prozesse, die aus der Balance geraten sind. Alexander

"erkannte, dass diese inneren Impulsabläufe ständig durch das Nervensystem an die Muskeln weitergegeben werden und von den Muskeln auf die Knochenstruktur und die Gelenke des Körpers einwirkten, ob er sich nun bewegte, sprach oder stillsaß.

---

[68] Esser-Driever, A.: Vom Gebrauch des Selbst. Aus der Lehre des F. Matthias Alexander von Marjorie Barlow. In: Natur und Medizin Mitgliederbrief 2/93, S. 10. Künft. Zit.: Esser-Driever 1993.

[69] Leibowitz, J., Connington, B. (1993): Die Alexander-Technik. Körpertherapie für jedermann. Reinbek b. Hamburg, S. 83. Künft. Zit.: Leibowitz 1993.

Tatsächlich waren diese inneren Muster er selbst – insofern sein Körper deren äußere Manifestation war."[70]

3.3.3 Die natürliche Aufrichtung des Organismus

Ein Mensch, der durch permanente Ermahnung zu guter Körperhaltung nach der Maßgabe von 'Brust raus, Schultern nach hinten, Bauch rein' erzogen wurde, spürt die übermäßige Verspannung und Starrheit des Körpers nicht mehr. Der Kopf geht nach hinten und unten, das Kinn geht zurück, die Wirbelsäule ist nach außen gekrümmt, die Knie sind angespannt und durchgedrückt.

Eine natürliche Aufrichtung wird ihm zunächst das Gefühl vermitteln, nach vorn zu fallen. Er hat jede Sinneswahrnehmung für eine natürliche Balance, in der er sein volles Potenzial ausschöpfen kann, verloren. Je mehr Mühe er darauf verwendet, diese Haltung beizubehalten, desto größer ist die Verformung des Körpers, die Störung der Beziehung der Körperteile untereinander, die unökonomische Energieverteilung und Muskelspannung, d. h. die Abweichung von der natürlichen Aufrichtung.

Die natürliche Aufrichtung beim Stehen

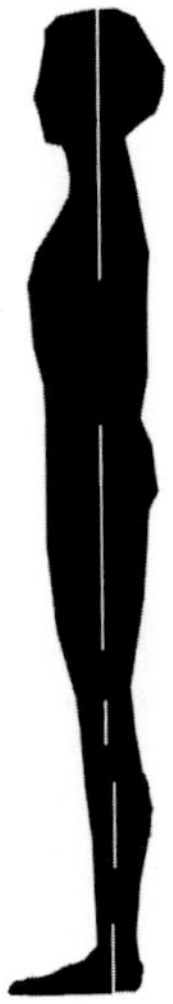

Der Kopf balanciert frei auf dem Nacken.

Der Schultergürtel öffnet sich, die Schultern sind weit.

Die Wirbelsäule ist gestreckt.

Die Knie sind weder durchgedrückt noch gebeugt.

Die Füße stehen hüftbreit auseinander und haben einen guten Kontakt mit dem Boden.

Die Senkrechte verläuft durch den Schwerpunkt.

Abbildung 3[71]

---

[70] Esser-Driever 19993 : 10.
[71] Vgl. Leibowitz 1993 : 167.

Beim Stehen arbeiten wir gegen die Schwerkraft an. Dies erfordert einen großen Aufwand an Muskelkraft. Wir müssen unseren Gleichgewichtssinn nutzen, indem wir unsere sensorischen und motorischen Mechanismen einsetzen. Wir erreichen dies nur dann mit einem Gefühl der Leichtigkeit, wenn wir eine gleichmäßige Muskelanspannung und möglichst wenig Muskelanstrengung einsetzen.

Die Macht des Denkens - Selbstwahrnehmung und Ort der Kontrolle

Alexander hatte eine folgenschwere Entdeckung gemacht. Seine (Selbst-) Beobachtungen und -experimente führten ihn zum Erkennen des 'Ortes', an dem Lernen im Sinne von Veränderung[72] überhaupt nur möglich ist: im 'Dazwischen' von Reiz und Reaktion im Sinne eines Automatismus, einer Gewohnheit, die unbewusst abläuft. Allein in dem Moment, in dem ein Reiz unsere Vorstellung erreicht, liegt der Raum, in dem wir die Chance haben, zu einer Reaktion 'Nein' oder 'Ja' zu sagen. Nur hier haben wir Kraft unseres Denkens für den Bruchteil einer Sekunde eine Entscheidungsmöglichkeit: Wir können wählen und den Weg wechseln, wir können entscheiden, wie wir uns verhalten möchten, wie wir mit uns selbst und den Anforderungen unserer Umwelt umgehen möchten.

Alexander beobachtete, dass die Korrektur einer 'falschen' Bewegung durch bewusstes Ausführen der als besser erkannten Bewegung nur eine andere, aber ebenso ungünstige Bewegung nach sich zog.

"[...] ich erkannte, dass das, was ich beim Rezitieren im Stehen mit den Beinen, Füßen, und Zehen tat, einen außerordentlich schädlichen Einfluss auf meinen allgemeinen Selbstgebrauch und damit auf meinen ganzen Organismus ausübte. Dies überzeugte mich, dass die Art, wie ich die Körperteile einsetzte, eine abnorme Muskelspannung auslöste und indirekt mit meinen Halsproblemen zusammenhängen musste. Diese Überzeugung wuchs, als ich mir in Erinnerung rief, wie mein früherer Lehrer es damals für notwendig hielt, die Art und Weise meines Stehens zu korrigieren, um mein Rezitieren zu verbessern. Allmählich dämmerte es mir, dass die falsche Art, mich zu gebrauchen, wenn ich glaubte, 'den Boden mit den Füßen festzuhalten', dieselbe falsche Art meines Gebrauchs war, die ich beim Rezitieren einsetzte, wenn ich den Kopf nach hinten zog, den Kehlkopf nach unten drückte usw. und dass diese falsche Weise des Selbstgebrauchs den kombinierten falschen Gebrauch meiner gesamten psycho-physischen Mechanismen verursachte."[73]

---

[72] In diesem Aspekt gibt es deutliche Parallelen zu den kognitivistischen und konstruktivistischen Lernmodellen und –theorien, vgl. u. a. Köhler, Dewey.

[73] Alexander 2001 : 12-13.

Alexander erkannte ein komplexes Muster, mit dem er gewohnheitsmäßig an alle Tätigkeiten heranging. Er zog aus dieser Beobachtung drei wichtige Erkenntnisse:

- Dieses Muster war sein Umgang mit sich selbst: "der gewohnte Gebrauch seiner selbst".

- Dieser gewohnte falsche Gebrauch wurde bei *jedem* Reiz, etwas zu tun – also auch beim Stimulus oder Wunsch zu Rezitieren – aktiviert.

- Dieser (gewohnte falsche Gebrauch) war es, der einen verbesserten Gebrauch seiner selbst, einen besseren Umgang mit sich selbst unmöglich machte.

Da dieser Umgang Gewohnheit war, übte er einen unwiderstehlichen Einfluss aus. Hinzu kam, dass Alexander ihn noch kultiviert hatte, um den Anweisungen seines Lehrers Folge zu leisten, die er für 'wahr' gehalten hatte.

Entsprechend bestehen unsere Denk- und Gefühlsmuster aus Gewohnheiten, denen früh erlernte Selbstkonzepte bzw. Glaubenssysteme zugrunde liegen. Sie entstehen durch Anweisungen, Regeln und Wahrheiten unserer Bezugspersonen, auf die wir angewiesen sind. Sie repräsentieren unsere Entscheidungen, die wir unter dem Einfluss unserer Umwelt bereits in frühen Jahren getroffen haben und die damals sinnvoll für unser Überleben waren. Als wahr und richtig in unser Denken und Fühlen aufgenommen, werden sie zu Gewohnheiten und Automatismen, die uns nicht mehr bewusst zugänglich sind, jedoch unsere Selbstwahrnehmung, die Wahrnehmung unserer Umwelt, unsere Reaktionen, unser gesamtes Sein prägen und steuern. Es sind unsere instinktiven irrationalen Reaktionen, die uns häufig dabei behindern, unser ganzes Potenzial auszuschöpfen und die uns aus der Balance bringen (vgl. 2.2).

Alexander erkannte, dass jeder Versuch eine Verbesserung seiner Haltung beim Rezitieren zu erreichen insofern fehlgesteuert gewesen waren. Wir müssen uns klar machen, dass

> "bei jeder Tätigkeit der Gebrauch eines spezifischen Körperteils immer eng mit dem Gebrauch anderer Teile des Organismus verknüpft ist und dass sich – je nach Art des Gebrauchs dieser Körperteile – der wechselseitige Einfluss fortwährend verändert."[74]

---

[74] Alexander 2001 : 13.

Die Veränderung eines Aspekts hat immer Auswirkungen auf alle anderen Aspekte; die Veränderung des Gebrauchs eines Teils beeinflusst das Funktionieren aller anderen Körperteile. Auch diese Erkenntnis bekommt – bezogen sowohl auf die psychische als auch auf die körperliche Ebene – eine tiefere Dimension und führt zu einem besseren Verständnis dafür, dass

- eine echte Veränderung nur prozessorientiert, organisch und 'von Grund auf' gelingen kann

- Veränderung im gesamten Organismus Orientierungslosigkeit und Angst hervorruft, da der gewohnte Bezugsrahmen verloren zu gehen droht und dieser sukzessive durch einen neuen ersetzt werden muss.

- Veränderung den Organismus immer auch „durcheinander bringt", da die Muster in jedem Teil virulent sind und sich gegen die Veränderung 'wehren', bis sie sich mit-verändern können.

"Wird ein während einer Tätigkeit direkt benutzter Körperteil auf eine vergleichsweise neue und ungewohnte Art eingesetzt, dann ist der Stimulus, diesen Teil auf die neue Art zu gebrauchen, verhältnismäßig schwach im Vergleich zu dem Stimulus, die indirekt betroffenen Teile des Organismus während der Tätigkeit nach der alten, gewohnten Gebrauchsweise einzusetzen."[75]

Alexander formuliert hier systemische Aspekte von Verhalten und Interaktion, die in den Therapie- und Beratungsmodellen zunehmend an Bedeutung gewonnen haben. Der bewusste Versuch nur einen Aspekt zu verändern, kann im Vergleich zur instink-tiven Gewohnheitsmacht aller anderen 'Teile des Selbst' nur ein schwacher Impuls sein, der zwangsläufig unterliegen muss. Alexander beobachtete mithilfe von Spie-geln, dass er immer, wenn er beim Rezitieren das Verlängern der Gestalt bewusst beibehalten wollte, nicht nur den gewohnheitsmäßigen Einsatz bestimmter einzelner Körperteile unterbinden oder sie durch vermeintlich! bessere ersetzen musste, son-dern dass auch Aspekte wie Gestik, Mimik, Interpretation etc. an den Akt des Re-zitierens gebunden waren und eine bedeutende Rolle spielten. Auch diese 'Teile' des Organismus gebrauchte er falsch und er bemerkte, welch starken Einfluss sie wie-derum auf seine Kopfhaltung, die Beine, Füße und die Zehen etc. hatten.

---

[75] Alexander 2001 : 13.

"Darin nun liegt die Schwierigkeit, wenn man eine Veränderung in Funktion und Gebrauch herbeiführen will, denn wie mich meine Unterrichtserfahrung gelehrt hat, kann sich ein Mensch in der frühen Unterrichtsphase dem Einfluss eines zu welchem Zweck auch immer herangebildeten falschen Gebrauchs fast nicht entziehen."[76]

Die Vorstellung von einer Tätigkeit ruft augenblicklich ein Konglomerat an Körper-, Denk- und Gefühlsprozessen ab, die an diese Vorstellung geknüpft und im Zentralnervensystem gespeichert sind. Bei der Steuerung[77] unseres Selbstgebrauchs fungiert unser Fühlen als Orientierung. Das Fühlen, das mit der Steuerung des Gebrauchs verbunden ist, ist jedoch unzuverlässig.

Aus seinen (Selbst-)Beobachtungen und Erfahrungen zog Alexander diese Schlüsse:

- Die Fehlsteuerung der an bestimmten Tätigkeiten beteiligten Körperteile ist mit einer Unzuverlässigkeit des Fühlens verbunden.

- Diese Fehlsteuerung ist instinktiv und gehört zusammen mit dem unzuverlässigen Fühlen zum gewohnheitsmäßigen Selbstgebrauch.

- Die instinktive Fehlsteuerung, die eine gestörte Primärkontrolle einschließt, wird automatisch aktiviert, wenn wir uns dazu entscheiden, auf einen Reiz zu reagieren. In Alexanders Fall war es der Wunsch seine Stimme einzusetzen.

Da die instinktive Fehlsteuerung unsere instinktive Reaktion auf einen Reiz ist, müssen wir diese durch einen bewussten Vorgang ersetzen. Die unbewusste Steuerung muss also durch eine durchdachte Steuerung ersetzt werden. In Alexanders Fall war es der Reiz, seine Stimme einzusetzen.

Bewusstheit als Gewahrsein und Aufmerksamkeit erlaubt es uns,

- den Zustand unseres Gebrauchs (unseres Umgangs mit uns selbst) wahrzunehmen, zu analysieren und aufmerksam zu werden,

- die bewussten Mittel zu wählen, die einen angemessenen Umgang mit uns selber ermöglichen und

---

[76] Alexander 2001 : 13-14.

[77] Der Begriff Steuerung (direction: Steuerung, directed: gesteuert) bezeichnet bei Alexander im Zusammenhang mit dem Begriff Gebrauch die Informationsübertragung des Gehirns an die Mechanismen, der Informationen an die Mechanismen schickt und die notwenige Energie zum Gebrauch dieser Mechanismen steuert. (Vgl. Alexander 2001 : 14, Anm. 6).

- die Direktiven[78] im Sinne des bloßen Denkens von Anweisungen bewusst zu projizieren, um damit die erforderlichen Mittel zur Wirkung zu bringen, d. h. den Selbstgebrauch zu verändern.

Diese Schlussfolgerung, aus der Alexander die Methodik der Alexander-Technik ab-
leitete, spiegelt den gleichen Kreislauf, den er während seines Bemühens um eine
Veränderung seines Fehlgebrauchs entdeckte und der ihm jede Veränderung unmöglich gemacht hatte. Wir können das Perpetuum mobile von Reiz und unbewusster Reaktion nur Kraft unserer Vorstellung in genau dem Moment durchbrechen, in
dem der Reiz für eine Tätigkeit unsere Vorstellung erreicht. Dies ist jedoch immer ein
Eingriff in den gesamten Organismus, deren sämtliche 'Glieder' sich auf allen Ebenen
verändern müssen.

Das Denken ist der einzige Ort, der Moment zwischen Reiz und instinktiver Reaktion
ist der einzige Zeitpunkt, eine Veränderung zu initiieren. Indem wir anhalten und eine
instinktive Reaktion hemmen und dabei eine Tätigkeit durch das Denken von Anweisungen (Direktiven) ersetzen, ohne die Tätigkeit aber auszuführen, können wir den
(Körper-)Mechanismen langfristig wieder die nötigen Informationen für den richtigen
Umgang mit diesen Anweisungen geben und das tun, was wir tatsächlich tun möchten. Das Ziel besteht darin, die Steuerung der primären Kontrolle der Mechanismen
als organische Einheit zu erreichen. Diese führt langfristig zur ausgewogenen Energieverteilung im gesamten Organismus.

Denken Sie wieder an die 'Tätigkeit' sich zu setzen. Die erste Direktive lautet z. B.:
"Mein Hals und mein Nacken sind frei." Die zweite lautet: "Der Kopf geht nach vorne
und nach oben." Sie denken lediglich, dass Ihr Hals und Ihr Nacken 'frei', d. h. entspannt sind und stellen sich lediglich vor, dass Ihr Kopf frei auf der Wirbelsäule balanciert.

Sie wissen, dass die erste instinktive Reaktion darin besteht, den Kopf nach hinten
und unten zu ziehen, wobei die Hals- und Nackenmuskulatur angespannt wird.
Würden Sie nun versuchen, den Kopf bewusst nach vorne und oben zu bringen, so
würden Sie die Hals- und Nackenmuskulatur wieder anspannen und eine andere
ungünstige Kopfhaltung wäre die Folge dieser (gut gemeinten) Absicht. Wenn die

---

[78] Der Begriff 'Direktive' in der Alexander-Technik ist ein zentraler Bestandteil der Methodik. Direktiven sind bewusste Anweisungen des Denkens, die wir uns vor und beim Ausführen einer Tätigkeit geben, ohne die vorgestellten Tätigkeiten selbst
auszuführen. Vgl. 3.4.2.

Nacken- und Halsmuskulatur entspannt ist, wird der Kopf sich von selber auf der Wirbelsäule ausbalancieren.

Bevor Sie also versuchen sich zu setzen, halten Sie an und hemmen den Impuls, den Kopf nach unten und hinten zu ziehen und geben sich die Anweisung, dass Nacken und Hals frei und entspannt sind, so dass der Kopf nach vorn und oben gehen kann. Allein das Denken der Anweisung bewirkt eine Veränderung des Muskeltonus in Hals und Nacken.

Sie verhindern lediglich eine instinktive Reaktion auf einen Reiz und geben eine Anweisung für Ihre Aufrichtung. Ihre Veränderung initiieren Sie selbst durch Ihr Denken und Ihre Vorstellungskraft im richtigen Augenblick sowie die Beobachtung und die Wahrnehmung der Wirkungen. Sie werden aufmerksam auf die Bewegungsmuster Ihres Körpers und seine Reaktionen. Sie lernen auf Dauer, wie Sie die Mittel einsetzen, um die gewünschten Wirkungen zu erreichen und Sie lernen, wie Sie diese wieder zum Mittel machen, um mit ihnen weiterzuarbeiten.

3.4 Die Methode: Inhibition und Nicht-Tun

3.4.1 Inhibition und Excitation

> Die Alexander-Technik ist eine auf das Leben angewandte Methode, den Ball im Auge zu behalten. (L. Stein)

In der Alexander-Technik spielt der Wirkungszusammenhang von Inhibition (Anhalten)[79] und Excitation (Erregung) eine bedeutende Rolle. Durch die Nutzung des natürlichen Zusammenspiels von 'Nicht-Tun' und 'Tun' lässt sich eine bessere Integration der unwillkürlichen und willkürlichen Elemente in einem Reaktionsmuster erzielen.[80]

Inhibition als Konzept und Akt des Anhaltens ist die Basis der Lehre und Methode der Alexander-Technik. Inhibition meint, zwischen Reiz und Reaktion 'eine Pause einzuschieben' und damit die instinktive Reaktion auf den Reiz zu hemmen. Es ist die Entscheidung, 'Nein' zur instinktiven automatischen Reaktion zu sagen und anzuhal-

---

[79] In der Literatur wird Inhibition häufig auch als 'Innehalten' bezeichnet.
[80] Vgl. Gelb 1999 : 12.

62

ten. Dies ist der erste Schritt, den Kreislauf von Reiz und Reaktion zu Stoppen. Indem wir das alte Muster hemmen, bleiben die neuromuskulären Schaltkreise leer, so dass die Chance besteht, einen neuen Schaltkreis zu programmieren.

Der Begriff 'Inhibition' muss strikt vom Begriff 'Inhibition' bei Freud unterschieden werden. In der Psychoanalyse meint Inhibition die Unterdrückung eines Wunsches aus dem Unterbewusstsein durch die Konzepte des Über-Ich. Freud negierte die Existenz eines freien Willens im Sinne einer bewussten Entscheidung und begriff die Handlungen des Individuums als vom Unbewussten determiniert.[81] Alexander versteht Inhibition im Gegenteil als bewusste Weigerung, die alten Muster instinktiv zu wiederholen. Dies ist allerdings kein Unterdrücken des eigentlichen Willens, sondern Inhibition ermöglicht erst die bewusste Entscheidung für ein tatsächlich gewünschtes Verhalten. Wenn wir uns verändern möchten, verweigern wir bewusst die Zustimmung zu einem ungewünschten Verhalten.[82] Inhibition unterdrückt Spontaneität nicht, sondern ermöglicht im Gegenteil echte Spontaneität. Parallel zu den Erkenntnissen Alexanders zur bedeutenden Rolle der Inhibition für das menschliche Verhalten, gab es bestätigende Entdeckungen in der Neurologie. Ch. Sherrington entdeckte, dass Inhibition das Gewebe zu größerer nachfolgender Aktivität anzuregen scheint, so dass "Exzitation und Inhibition zusammen einen Akkord in der Harmonie des gesunden, funktionierenden Organismus"[83] bilden.

Ein Lehrer der Alexander-Technik arbeitet mit seiner Schülerin am Muskeltonus. Die Muskeln können zusammengezogen oder gestreckt werden. Das ausgewogene Verhältnis von Kontraktion und Dehnung ermöglicht uns eine problemlose Bewegung. Sind die Muskeln zu stark kontrahiert oder erschlafft, so verringert sich unser Bewegungsspielraum. Wenn wir unsere Muskeln zusammenziehen können, so ist es auch möglich, sie zu entspannen, so dass die Muskulatur selbst sich auf natürliche Weise in den richtigen Spannungszustand bringen kann. Inhibition bezeichnet den geistigen Entschluss, der stereotypen Reaktion zu widersprechen. Dies bedeutet keine Muskelanstrengung, sondern wir lassen uns los und überlassen den Muskel sich selbst. Die F.M. Alexander-Technik zielt auf die Verhinderung einer gewohnheitsmäßigen oder besonderen Reaktion auf einen gegebenen Reiz ab. Die Meisten halten es auf

---

[81] Vgl. Piron, H. (2001): Wille in der Krise. Die Bedeutung des Willens in der westlichen Psychologie und östlichen Philosophie. <http://www.zentrum-fuer-psychosynthese.de> Rev. 2005-06-28.

[82] Gelb 1999 : 64.

[83] Sherrington, Ch. (1952): The integrative Action of the Nervous System, Cambridge University Press, S. 196. Zit. nach Gelb 1999 : 65.

den ersten Blick für ein richtiges Aufstehen oder Hinsetzen unter Anweisung eines Lehrers. Das ist es nicht. Im Grunde geht es darum, dass die Schüler lernen zu entscheiden, welcher Handlung sie zustimmen wollen und welcher Handlung sie nicht zustimmen möchten,[84] indem sie permanent in die Situation gebracht werden, sich entscheiden zu müssen.

Wir werden fähig, 'Ja' oder 'Nein' zu einer Reaktion zu sagen oder etwas ganz anders zu tun: Wir können wählen. Die Möglichkeit, etwas ganz anderes zu tun ist konstruktiver als das 'Nein'.

3.4.2 Die Ausrichtung durch Direktiven

Der Bewegungsspielraum wird geschaffen durch das 'Nein' zur alten Gewohnheit. Wir bleiben hier aber nicht in einer Art Antihaltung stehen, sondern wir werden fähig, 'Ja' zu einem neuen Verhalten zu sagen. Inhibition der erkannten Gewohnheiten enthält eine zweite Komponente: die gedankliche Projektion von Direktiven in Form psychophysischer Muster. Die Direktiven werden zunächst als verbale Formeln vorgestellt.

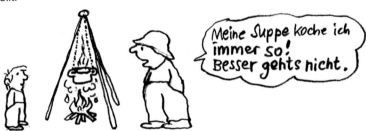

Im Hemmen der alten Gewohnheit

- projizierte Alexander die Anweisung, die Hals-, und Nackenmuskeln[85] loszulassen: "Lass den Nacken frei"[86],

- dann die Anweisung, den Kopf nach vorn und oben gehen zu lassen: "um den Kopf nach vorn und oben gehen zu lassen",

---

[84] Vgl. Alexander, F. M.: Teaching Aphorisms. In: Alexander-Journal 7. 1972, S. 43.

[85] Die Nackenmuskeln sind die einzigen Muskeln, die direkt am Kopf ziehen können: Der Kopf wird zu einer Seite oder nach unten oder oben gezogen, je nachdem, welche Muskelgruppe übermäßig angespannt ist.

[86] Natürlich kann die Wortwahl jeweils abweichen. Jeder Alexanderlehrer formuliert sie anders. Das Wesentliche ist, dass die Schüler selber eine Formel finden, die ihnen erlaubt, die gewünschten Wirkungen zu erzeugen.

- die nächste Anweisung betrifft die Längung und Weitung des Rückens: "um den Rücken länger und weiter werden zu lassen."

Die Direktiven werden nur gedacht, nicht ausgeführt. Sie dienen lediglich der Ausrichtung, der Körper wird sich selbst überlassen. Die verbalen Formeln sollen die konträren Muskelbewegungen 'Anspannung' – 'Entspannung' in ein ausgewogenes Kräfteverhältnis bringen. Wenn jedes Teil seine eigene Aufgabe zur Stabilisierung des Körpers übernimmt, wird ein ausgewogenes Kräfteverhältnis erreicht, so dass die einzelnen Teile des Körpers in optimaler Beziehung zueinander arbeiten können.

Die Direktiven intendieren die gleichzeitige Ausrichtung in zwei Richtungen: in die Länge und in die Weite. Geht der Kopf zu weit nach vorne, so verlieren wir die Ausrichtung nach oben, geht er zu weit nach oben, bringt ihn das gleichzeitig nach unten. Ein Zuviel an Längung im Rücken, führt zur Verengung, ein Zuviel in die Weite führt zur Verkürzung. Dies betrifft den gesamten Oberkörper. Es geht um die Wiedererlangung der Körperbalance unter Ausschöpfung unseres gesamten Potenzials.

Die Erteilung der Anweisungen erfolgt eine nach der anderen. Sie werden bewusst und viele Male wiederholt. Im Prozess des Erteilens der Anweisungen für den ersten Teil "lass den Hals und Nacken frei", wird die vorbereitende Direktive für die Ausführung des zweiten Teils gedacht "um den Kopf nach vorn und nach oben gehen zu lassen", das Erteilen der Direktiven für den ersten und zweiten Teil wird fortgesetzt, während die Direktiven für den dritten "um den Rücken lang und weit werden zu lassen", dann für den vierten usw. erteilt werden.

Die vorbereitenden Direktiven für eine Tätigkeit, die wir ausführen möchten, werden "eine nach der anderen, in der richtigen Reihenfolge *und* alle zusammen"[87] erteilt. Sie können sich dies wie die einzelnen Bilder eines Films vorstellen, die - in der richtigen Reihenfolge - in einen kontinuierlichen Bewegungsablauf gebracht werden und der permanent wiederholt werden kann. Alexander drückt damit die Vorstellung 'kombinierten Handelns' im Sinne von Koordination aus.[88] Ein Handlungsablauf wird in seine Einzelteile zerlegt, aber immer auch im Ganzen vorgestellt, um den Organismus koordiniert, flexibel und organisch arbeiten zu lassen.

Diese Vorgehensweise kommt dem sehr nahe, was J. Dewey als "Denken im Handeln" beschrieben hat: Es ermöglicht, "eine neue Erfahrung in dem zu machen, was

---

[87] Alexander 2001 : 20.
[88] Alexander 2001 : 20, Anm. 9.

wir bisher als Denken verstanden haben."[89] Denken Sie wieder an die 'Tätigkeit' sich zu setzen. Der Körper reagiert auf den Wunsch sich zu setzen automatisch mit bestimmten individuellen Mustern. Diese automatische Muskeltätigkeit unterbinden Sie, indem Sie die Reaktion inhibieren. Wir können nichts tun, um einen Muskel zu befreien. Wir denken stattdessen, so dass eine Botschaft vom Gehirn über das Nervensystem an die Muskeln geschickt wird.[90]

Sie stoppen diese Muster und bleiben stehen. Sie erteilen die erste Direktive "Lass den Hals und Nacken frei", dann die zweite "um den Kopf nach vorne und oben gehen zu lassen". Sie entscheiden selbst, ob Sie den Vorgang des Setzens initiieren möchten oder nicht. Sie fahren mit der Erteilung der Direktiven fort, wiederholen immer wieder die erste und die zweite, erweitern diese durch die dritte "um den Rücken weit und lang werden zu lassen", fahren fort mit der vierten, z. B. "dass die Schultern sich weiten", der fünften "und die Knie nach vorn gehen", usw.

Sie fahren fort, die Anweisungen zu denken, bis Sie mit ihnen soweit vertraut sind, dass Sie Vertrauen in Ihre Fähigkeit haben, die Ausrichtung beim Setzen beizubehalten. Sie bestimmen den Zeitpunkt, an dem Sie bereit sind, sich zu setzen. Sie können an jedem Punkt entscheiden sich zu setzen, sich nicht zu setzen oder auch etwas ganz anderes zu tun. Wichtig ist bei jeder Entscheidung, egal wie sie ausfällt, mit dem Erteilen der Direktiven fortzufahren.[91]

Das Ziel besteht darin, den Kopf auch bei der Bewegung des Setzens frei auf der Wirbelsäule balancieren zu lassen und ihn in der Balance über der gestreckten Wirbelsäule zu halten.

Das Ziel besteht *nicht* darin, den Stuhl so schnell wie möglich zu erreichen. Sie versuchen diese Fixierung auf ein Endziel aufzugeben. Sie beobachten die Reaktionen Ichres Körpers auf die Erteilung der Direktiven und konzentrieren sich auf den Prozess.

Ein neues Muster können wir nur dann entwickeln, wenn es uns gelingt, die 'nach-unten-und hinten' Bewegung des Kopfes sowie die Verkürzung und Verengung des Oberkörpers zu stoppen und dies auch in der Bewegung beibehalten. Die Aufgabe unserer Gewohnheiten ist die Voraussetzung dafür, zu wählen, wie wir reagieren und was wir tun möchten.

---

[89] Alexander 2001 : 20. Vgl. auch F. Perls, der Denken als Probehandeln beschrieb.

[90] Leibowitz 1993 : 59.

[91] Vgl. Alexander 2001 : 23.

Mithilfe der Direktiven bestimmen wir selbst, was im Körper während der Bewegung passieren soll. Mit Wörtern bzw. verbalen Formeln sind ebenfalls Vorstellungen verbunden, die in unserem Gehirn gespeichert sind. Das Denken einer verbalen Formel ist verknüpft mit einem Konglomerat an Körperprozessen, so dass im Körper unwillkürliche Reaktionen ausgelöst werden, die das Gehirn für die Durchführung einer Bewegung für notwendig hält.

3.4.3 Die Beobachtung der 'Mittel-wodurch'

Die Schüler werden darin unterstützt, ihre eigenen Blockierungen (Muster) zu verstehen und zu erkennen, auf welche Art und Weise sie sich blockieren. Haben sie dies erkannt, können sie durch Inhibition und Erteilung der Direktiven sowie der Beobachtung der ''Mittel-wodurch', die sie anwenden, zu sich selbst kommen und zu dem, was sie tun möchten. Die 'Mittel-wodurch' bezeichnet Alexander als "die durchdachten Mittel", mit denen ein Ziel realisiert werden kann. Sie umfassen sowohl die Inhibition instinktiver Reaktion der Mechanismen des Organismus sowie das bewusste Projizieren neuer Anweisungen (Direktiven), die für die Ausführung neuer Handlungsweisen notwendig sind.[92]

Inhibition und die Erteilung von Direktiven sind zunächst Anhalten und Denken einer neuen Verhaltensweise. Ist eine erste Reaktion gestoppt und die Anweisung vertraut, kann ein Teilziel erreicht werden (z. B. die Nackenmuskeln sind entspannt). Dies erweist sich als Mittel, wodurch das nächste Teilziel erreicht werden kann (Der Kopf bewegt sich nach vorn und nach oben)... .

Das am Anfang stehende Ziel ist das Wichtigste, das es zu erreichen gilt: die primäre Kontrolle (Nicht einzugreifen in die Primärkontrolle). Die Umwandlung des Ziels in ein Mittel zur Erreichung des nächsten Ziels macht es definierbar und vorstellbar. Ziel und Mittel fallen zusammen. In der Alexander-Technik geht es vor allem darum, den Prozess bzw. die Methode im Auge zu behalten, nicht aber das Endziel (z. B. das Sitzen), das uns - solange es unser Denken besetzt - automatisch reagieren lässt. Die Aufmerksamkeit wird auf die Methode selbst, auf ihre Wirkung, auf uns selbst gelenkt.

Die Beziehung zwischen Aufmerksamkeit - als Konzentration auf uns selbst ohne Anspannung - und Muskelspannung ist die wesentliche Bedingung für unsere Auf- und

---

[92] Der englische Begriff für 'Mittel-wodurch' ist 'means wherby'. Vgl. Alexander 2001 : 20.

Ausrichtung. Aufmerksamkeit meint keine starre Fixierung auf uns selbst oder die Umwelt, sondern ein ausgewogenes Pendeln zwischen Selbstwahrnehmung und der Wahrnehmung unserer Umwelt.

"Ohne unsere Aufmerksamkeit rührt sich das Gehirn nicht. Es besitzt schon genug nützliche Fertigkeiten, als dass es sich grundlos verändern würde."[93]

Der Golfspieler, der nur das Endziel im Auge hat, den Ball ins Loch zu bringen, achtet nicht auf die Art und Weise, wie er da steht, wie er den Schläger hält, ausholt und den Ball trifft, so dass er das Ziel verfehlt.[94] Der Golfspieler, der aber gar kein Ziel hat, hat keinen Grund, den Ball zu schlagen.

Diese indirekte Methode der Veränderung unterschied Alexander vom 'Zielstreben'[95], der Dominanz des Ziels über die Aufmerksamkeit für uns selbst und unser Handeln. Er charakterisierte sie als

"die Wahrnehmung bestehender Umstände, ein bewusstes Durchdenken ihrer Ursachen, die Unterbindung gewohnheitsmäßiger Reaktionen und die bewusste Durchführung einer indirekten Serie von Schritten, die nötig sind, um ein Ziel zu erreichen."[96]

Mit den Direktiven sind verbale, kinästhetische, psychologische, visuelle, strukturelle und philosophische Konnotationen verbunden, die beim Denken der Formeln alle eine Rolle spielen.[97] Es ist wichtig, diese Formeln auf möglichst vielen Ebenen verstehen zu lernen, ihre Wirkungen zuzulassen, sie zu beobachten und diese bewusst als Mittel einzusetzen, eine Verhaltensänderung zu erreichen. Im Unterschied zur unbewussten Handlungsweise, die aufgrund der Zielfixierung (z. B. sitzen) außerhalb dieses Ziels nicht zu kontrollieren ist, erlaubt die Vorgehensweise der Alexander-Technik, jedes einzelne Teilziel bewusst anzusteuern und seine Realisierung zu kontrollieren.[98]

Alexander war sicher, dass der Entscheidungsstimulus zur Realisierung eines gewünschten Ziels auf jeden Fall zu einer Verhaltensänderung führen wird, solange wir

---

93 Pycha, Anna: <http://www.feldenkrais.de/index_new.htm> Rev. 050704.

94 Dieser Vergleich geht auf ein Fallbeispiel Alexanders zurück. Vgl.: Der Golfspieler, der den Ball nicht im Auge behalten kann. In: Alexander 2001 : 32-44.

95 End-gaining – "ungesundes Zielstreben" ist die englische Bezeichnung dafür und bedeutet, sein Ziel direkt erreichen zu wollen - ohne auf guten Gebrauch des Selbst zu achten - und sich dabei zu stören. <http://www.f-m-alexander-technik.de> Rev. 050706.

96 Alexander, F.M., in: Jones, F.P. (1976): Body Awareness in Action. A Study of the Alexander Technique. New York, S.

97 Leibowitz 1993 : 61.

98 Alexander 2001 : 25.

die Erteilung der durchdachten Direktiven als die 'Mittel-wodurch' zum Herbeiführen des gewünschten (neuen) Verhaltens bewusst beibehalten. Die zahlreichen positiven und überraschenden Wirkungen und Ergebnisse seines Unterrichts gaben ihm recht.

3.5 Bewusstheit und Veränderung: Das Lernen lernen

3.5.1 Der angeeignete Wille

Lernen ist üben, ohne zu wiederholen (N. Bernstein)

Die ständige Übung dieses Vorgehens und seine selbständige Anwendung ermöglicht die Steuerung der unbewussten Impulsrichtung durch eine bewusste und überlegte Ausrichtung. Wir werden fähig uns zu entscheiden, wie wir handeln möchten. Alexander sah in seiner Methode das konträre Vorgehen zu nicht nur

"jeglicher Handlungsweise [...], in der unsere instinktive Steuerung herangebildet wurde, sondern sogar den instinktiven Vorgängen zuwiderläuft, die sich der Mensch im Verlaufe seiner Entwicklungsgeschichte anerzogen hat."[99]

Es ist, als würden wir den Lauf unserer (Entwicklungs-)Geschichte zurückspulen, um im geeigneten Moment anzuhalten, bei Null zu beginnen und den Ablauf nun durchdacht und bewusst zu steuern und selber zu gestalten.

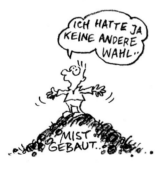

Das Schlüsselmoment bei der Etablierung der Methodik war die Erkenntnis Alexanders, dass der Entscheidungszeitpunkt und die Einsicht in unsere Entscheidungsfähigkeit, eine instinktive Reaktion nicht ausführen zu müssen, sondern auch etwas ganz anderes tun zu können, das Durchbrechen des 'ewigen Kreislaufs' ermöglicht. Wir wählen selbst die Mittel, die zur Erreichung unserer Ziele in rationaler und physiologischer Hinsicht nützlich sind. Wir sind selber das Werkzeug zur Erreichung unserer Ziele. Unser Zustand bestimmt unsere Fähigkeit unsere Ziele zu formulieren und sie zu verwirklichen. Die Alexander-Technik vermittelt diesen Zusammenhang nicht in

---

[99] Alexander 2001 : 25.

Form bloßen Wissens. Das Wissen um den Zustand unseres Organismus, unsere Verantwortung für uns selbst und unsere Fähigkeit, uns für eine Reaktion zu entscheiden, wird zur kinästhetischen Erfahrung in Form eines Lernprozesses, in dessen Verlauf unser Fühlen wieder verlässlich wird.

Wir verändern nicht nur etwas an uns, wir erwerben nicht nur Wissen und wir erlernen nicht nur eine Fähigkeit. Wir erwerben gleichzeitig die Methode, die uns dazu verhilft, selbständig Veränderungsprozesse zu initiieren, in welche Richtung auch immer wir uns verändern möchten:

- Wir lernen, wie wir uns verändern können,

- wir lernen es selbständig zu tun und

- wir lernen, sowohl die Ziele als auch die Mittel der Veränderung selbst zu wählen.

Wir können frei wählen, wie wir mit uns umgehen, in welchem Zustand wir uns belassen und wie wir unser Leben gestalten. Alexander sah den größten Fehlgebrauch darin, von dieser Wahlfähigkeit gar keinen Gebrauch zu machen.[100]

Die Diskussion um die Frage, ob es einen freien Willen gibt oder ob das Individuum als selbstbestimmtes Wesen oder als biologisch bzw. psychologisch determiniertes Wesen zu sehen ist, hat Philosophie und Psychologie immer wieder beschäftigt. Seit einigen Jahren ist es auch zu einem wichtigen Thema der Hirnforschung geworden.

"Vor einigen Jahren konnte sich noch kein Hirnforscher vorstellen, dass das, was wir erleben, in der Lage wäre, die Struktur des Gehirns zu verändern. Heute sind die meisten von ihnen davon überzeugt, dass die im Lauf des Lebens gemachten Erfahrungen strukturell im Gehirn verankert werden."[101]

Mittlerweile geht man davon aus, dass wir Prägungen und Muster durch Bewusstwerdungsprozesse verändern und selbstbestimmt handeln können. Das Gehirn besitzt zeitlebens die Fähigkeit, neuronale Netze und Verschaltungen, die unsere Denk- und Gefühlsweisen sowie tiefsitzende Überzeugungen und Verhaltensweisen bestimmen, umzuformen und umzugestalten.

---

100 Vgl. Schulz v. Thun: "Sei dein eigener Chairman." Schulz v. Thun 3) 2004 : 67.
101 Hüther, Gerald: <http://www.feldenkrais.de/index_new.htm> Rev. 050704.

Zwar determinieren die Gene die Nervenzellstrukturen des Menschen, dieser Wirkungszusammenhang funktioniert jedoch auch in umgekehrter Richtung: Durch unsere Verhaltensweisen können wir die Nervenzellstrukturen aktiv beeinflussen.

Anderenfalls wäre es kaum möglich neue Erfahrungen zu machen, Veränderungen herbeizuführen oder neues Wissen zu etablieren. Das neue Wissen manifestiert sich im Gehirn durch neu entstandene Nervenzellverbindungen, die gemeinsam aktiviert werden ('feuern'). Geschieht dies häufig genug, so verfestigt sich das Gelernte zu neuem Wissen oder neuer Erfahrung.[102]

Damit sich neue Schaltkreise bilden können, müssen wir allerdings unsere Gewohnheiten auch zeitlebens hinterfragen und unbekannte Wege einschlagen. Die Struktur des Gehirns hängt im wesentlichen davon ab, *wie* wir es benutzen. Ein eingeschränkt arbeitendes, spezialisiertes Gehirn kann sein ganzes Potenzial nicht entfalten.

"Um Bewusstsein zu entwickeln, muss das Gehirn sich selbst [bzw. seine Tätigkeiten, A. W.] beobachten."[103]

Bieri verwendet in diesem Zusammenhang den Begriff vom 'angeeigneten Willen'.

"Indem wir durch Überlegen und das Spiel der Fantasie einen Willen ausbilden, arbeiten wir an uns selbst. Wir geben dem Willen ein Profil, das vorher nicht da war. In diesem Sinne ist man nach der Entscheidung ein anderer als vorher."[104]

3.5.2 Die Rolle des Lehrers

Veränderung besteht häufig nur in der Nachahmung empfohlener Strategien und bleibt äußerlich. Eigentliche Veränderung besteht darin, unsere Ressourcen beim Erkennen dessen zu nutzen, was der Veränderung im Wege steht. Hierin besteht die Nutzung unseres gesamten Potenzials.

---

[102] Bauer, J. (2004): Das Gedächtnis des Körpers. München. Rezension von Jochen Wagner. <http://www.alzheimerforum.de/Bibliothek/buch571.htm> Rev. 050705.

[103] Hüther, G. (2001): Bedienungsanleitung für ein menschliches Gehirn. Göttingen. Zit. nach: Elten, Jörg, Andrees: Wir sind auf dem richtigen Weg, Leute! Zwei Wissenschaftler entdecken den Inneren Zeugen als Wachstumsgehilfen. <http://www.hierjetzt.de/spirituell/Zeuge/weg.htm> Rev. 050704.

[104] Bieri, P. (2000): Das Handwerk der Freiheit. Frankfurt/M. Zit. nach: Elten, Jörg, Andrees: Wir sind auf dem richtigen Weg, Leute! Zwei Wissenschaftler entdecken den inneren Zeugen als Wachstumsgehilfen. <http://www.hierjetzt.de/spirituell/Zeuge/weg.htm> Rev. 050704.

Die erste Aufgabe des Alexander-Lehrers ist es, den Schüler erkennen zu lassen, wie ihn seine unzuverlässige Sinneswahrnehmung bei der Veränderung behindert. Er unterstützt die Schüler dabei, andere sensorische Erfahrungen zu machen, indem er ihnen zeigt, wie sie sich 'weiter' und 'länger' machen. Das Ziel dieser Methode besteht darin, dass der Schüler seine verlässliche kinästhetische Wahrnehmung wieder erlangt. Durch Unterstützung mit den Händen leitet er den Schüler, hilft ihm beim Erkennen individueller ungünstiger Bewegungsmuster und Haltungen sowie beim Einüben und der Integration neuer Muster.

Der Lehrer spürt, wo beim Schüler Blockaden sind und inwiefern der Organismus nicht ganzheitlich arbeitet. Hier liegt die Thematik des Schülers, die zum 'Thema' der Lektionen wird. Die 'Diagnose' ist der Ansatzpunkt der Arbeit des Lehrers. Seine Aufgabe besteht lediglich in der Unterstützung bei der Selbstwahrnehmung, der Selbstbeobachtung und der Veränderung. Er manipuliert den Körper nicht, sondern hört auf die Reaktionen des Körpers, so dass der Schüler jederzeit selbst bestimmt, welche Aspekte er verändern möchte oder kann und in welchem Tempo er dies tut.

Das wesentliche Mittel für die Vermittlung der Alexandertechnik und den Unterricht ist die Arbeit mit dem Händen, daneben natürlich auch die verbalen Anweisungen, Erläuterungen und das Gespräch zwischen Lehrern und Schülern. Die Hände des Lehrers sind die objektive Instanz.

- o Die Hände fungieren u.a. als „Spiegel", um den Schülern eine Rückmeldung über Körpergrenzen, Spannungszustände, Bewegungsmuster und Haltungen zu geben. In der Beratung werden Techniken eingesetzt, um Aussagen oder Stimmungen der Klienten zu „spiegeln" und bewusst zu machen.

- o Sie unterstützen gleichzeitig bei der Ausrichtung und beim Inhibieren instinktiver Gewohnheiten in der Bewegung. Sie leiten den Schüler dabei an, die Aufmerksamkeit auf sich selbst zu lenken Spannungen und Bewegungsmuster wahrzunehmen.

- o Die Hände transportieren Informationen und stellen eine Beziehung zwischen Lehrer und Schüler her. Im Beratungsprozess ist es der Rapport, die vertrauensvolle und wertschätzende Beziehung zwischen Beratenden und Klienten.

- o Die Hände initiieren und tragen den feinen Dialog zwischen Lehrerin und Schülerin, sie kommunizieren mit dem Organismus des Schülers, geben Impulse, der Schüler „antwortet" darauf und der Lehrer „antwortet" usw.

o   Die Hände geben dem Schüler durchgängig Unterstützung und Rückmeldung, die der Klient in der Beratung durch die einfühlende Beobachtung des Beraters und das Setting erhält.

Der Lehrer unterstützt den Schüler durch verbale Anweisungen, der Schüler versucht diese in Form von Direktiven im Denken auszuführen. Erstes Ziel des Unterrichts liegt darin, den Schüler zu befähigen, eine dynamische Beziehung von Kopf und Nacken im Verhältnis zum Rumpf herzustellen, das natürliche Funktionieren der Primärkontrolle.

Das übergeordnete Ziel des Unterrichts besteht darin, den Schüler dahin zu führen, sich die Direktiven selber geben zu können. Der Lehrer hat die Aufgabe, die Schüler zur Selbständigkeit zu erziehen, indem er ihnen die Alexander-Technik vermittelt, so dass sie diese selber anwenden können.

3.5.3 Die Rolle des Schülers

Voraussetzung für das Erlernen der Alexander-Technik ist die Bereitschaft des Schülers, sich wirklich zu verändern. Es ist leicht nachvollziehbar, dass die vorgestellte Methode der Alexander-Technik 'gewöhnungsbedürftig' ist und viel Übung verlangt. Allen Schülern der Alexander-Technik fällt es zunächst schwer, sich die Direktiven zu erteilen, d. h. sie nur zu denken, den Körper aber in Ruhe zu lassen. In dieser Schwierigkeit liegt für den Schüler aber bereits die Chance, ein wesentliches Element der Alexander-Technik zu erkennen: Er erfährt Unterstützung bei der Wahrnehmung der eigenen Gewohnheiten und Bewegungsmuster.

Die andere Schwierigkeit ist, den Zusammenhang zwischen Direktive und Körperhaltung zu verstehen, d. h. durch das Denken der Direktiven eine Wirkung zu erzielen und die so gewonnene Erfahrung bewusst zu wiederholen.

Der Umgang mit Direktiven ist Sache des Schülers. Wenn es ihm hilft, kann er Visualisierungen zu Hilfe nehmen, auch wenn der Lehrer nicht dazu auffordert. Der Lehrer verwendet die verbalen Formeln, die - wie Alexander es beschrieb - die (anatomische) Realität, die er meinte, am besten ausdrückten. (Vgl. 3.4.2, 3.4.3) Der Schüler schult seine Selbstwahrnehmung, seine Aufmerksamkeit und wird fähig, Bewegungsmuster, Selbstblockierungen und ihre Ursachen zu erkennen. Der Schüler bestimmt das Tempo des Vorgehens selber. Er führt Veränderungen herbei, wenn er in der Lage ist, die Konsequenzen dieser Veränderung durch ein neues und ange-messenes Bewegungsmuster auszugleichen.

Die Alexander-Technik verhilft ihm dazu, sich darüber bewusst zu werden, dass er die Verantwortung für seine Selbstwahrnehmung hat. Er erlangt Bewusstheit da-rüber, dass er selbst es ist, der jede körperliche Wirkung hervorruft und darüber, dass er selbst es ist, der Veränderung bewirken kann. Hat er die Grundprinzipien der Technik verstanden und eine dynamische Beziehung von Kopf, Nacken und Rumpf erreicht, so ist er in der Lage, das Erlernte in seinen Alltag zu integrieren und sich selbst zu beobachten. Da im Unterricht hauptsächlich mit alltäglichen Bewegungs-abläufen gearbeitet wird, kann er jederzeit versuchen, die Technik bei seinen all-täglichen gewohnten Tätigkeiten anzuwenden.

4 Das Innere Team: Integration, Koordination, Kooperation

4.1 Alexander-Technik und die Arbeit mit dem Inneren Team

Das folgende Kapitel untersucht die Analogien in der Methodik von Alexander-Technik und der Beratungspraxis auf der Basis des Modells des Inneren Teams. Zunächst fasse ich die verbindenden Elemente des Ansatzpunktes und der Entwicklungrichtung zusammen. Wir können die Alexander-Technik dazu einsetzen,

"das gesamte Spektrum unserer Möglichkeiten zu erkunden, uns klar werden, wie wir reagieren, uns verhalten und uns fragen, was wir verändern möchten."[105]

Die Konzentration liegt auf den ungünstigen Prozessen, die Ursache für unsere Selbstblockierungen und Abspaltungen sind und die unserer Entwicklung in Form von Verhaltenssstereotypen im Wege stehen. Das Erlernen der Alexander-Technik fördert die Fähigkeit, tief in alle Aspekte unseres Selbst einzudringen. Die körperlichen Veränderungen sind bereits ein großer Gewinn, der psychische Gewinn besteht in einer ausgeglichen psychischen Verfassung und persönlichem Wachstum, einer Klarheit des Denkens und der Art und Weise, wie wir unser Leben gestalten. Die Methode zielt auf das Denken ab. Veränderung geschieht durch das Denken, in der Vorstellung im Sinne eines Probehandelns, das wir permanent wiederholen.

"Wir können die Gewohnheiten eines ganzen Lebens innerhalb weniger Minuten ablegen, wenn wir unser Gehirn benutzen."[106]

Die Fähigkeit objektiver Selbstbeobachtung bedeutet, uns unserer Selbst bewusst zu sein. Das Wissen darum, dass wir die Mittel zur Veränderung selbst zur Verfügung haben, gibt uns die Kontrolle über uns.
Körperbewusstsein und die Verbesserung der Koordination schenken uns eine neue Freiheit und Energie. Der Körper funktioniert mit größter Effizienz, wenn alle Teile sich in dynamischer Balance miteinander befinden.

---

[105] Leibowitz 1993 : 93.
[106] Alexander, F.M. Zit. nach Leibowitz 1993 : 25.

"Wenn wir übermäßige Spannung loslassen, kann sich der Körper zur vollen Größe aufrichten, die Gelenke werden wie von schweren Gewichten befreit."[107]

Das Gefühl der Leichtigkeit wirkt gleichermaßen auch auf unsere psychische Verfassung. Selbstwahrnehmung und Selbstkontrolle eröffnen einen Handlungsspielraum für das Verhalten, so dass Körper und Geist effizienter und leichter zusammenarbeiten.[108]

Das wesentliche Werkzeug ist die Freiheit der Wahl, d. h. die Fähigkeit Entscheidungen aus uns selbst heraus kommen zu lassen. Wir tragen die Probleme in uns und gleichzeitig auch die Mittel für die Lösung unserer Probleme. Wir entscheiden uns immer wieder für ein 'Nein' zu uns hemmenden Gewohnheiten. Wir entscheiden uns dafür, aus eigenem Tun gesund zu bleiben. Das Erlernen der Alexander Technik führt uns zum Erleben des Zusammenhangs und des Zusammenwirkens von Geist, Körper und Emotion. Das Wissen um diesen Zusammenhang und das Zusammenwirken wird zur kinästhetischen Erfahrung.

Das Modell des Inneren Teams versteht die menschliche Psyche als ein zunächst unkoordiniertes Mit- und Gegeneinander von Teilpersönlichkeiten, die – solange sie uns unbekannt sind – angemessenes Verhalten im Sinne der Stimmigkeit unmöglich macht und uns keine Wahlmöglichkeit lässt.

Das Ideal der Stimmigkeit betrifft zwei Ebenen:

"Ein zwischenmenschliches Verhalten ist nur dann heilsam und aussichtsreich, wenn es übereinstimmt mit dem ››inneren Menschen‹‹, mit der Persönlichkeit und der aktuellen Befindlichkeit."[109]

Diese Ebene betrifft die personale Authentizität eines Menschen.

"Die Entwicklung eines Menschen vollzieht sich nicht durch das Anstreben eines Ideals, sondern in dem Bemühen, ganz und wahrhaftig er selbst zu sein."[110]

---

[107] Leibowitz 1993 : 10.

[108] Leibowitz 1993 : 80.

[109] Schulz v. Thun, F. (1996): Praxisberatung in Gruppen. Erlebnisaktivierende Methoden mit 20 Fallbeispielen zum Selbsttraining für Trainerinnen und Trainer, Supervisoren und Coachs. Weinheim und Basel, S. 15. Künft. Zit.: Schulz v. Thun 1996.

[110] Rogers, C. (1973): Entwicklung der Persönlichkeit. Stuttgart. Zit. nach: Schulz v. Thun 1996 : 16.

Die Voraussetzung dafür ist die Selbstbeobachtung, die Akzeptanz und die Integration auch jener 'Teile', die bislang ein Schattendasein geführt haben. Die Integration der 'Verbannten' lässt die Schattenaspekte ihre subversive Energie verlieren. Wir gelangen in ein psychisches Gleichgewicht und erfahren einen größeren Handlungsspielraum. Authentisches Verhalten beruht auf dem Ziel, eine Antwort zu entwickeln,

"die auf einer inneren Vereinbarung basiert und die adäquater und authentischer ist, als wenn nur ein Mitglied[111] oder eine Clique von Mitgliedern vorhanden gewesen wäre oder allein das Sagen gehabt hätte."[112]

Stimmigkeit bezieht sich dabei immer auf

a) innere Situation einer Person und

b) die individuelle äußere Situation.

Dies meint ein Handeln in Übereinstimmung mit den Anforderungen einer aktuellen Situation unter Berücksichtigung ihres systemischen Kontextes.

Das 'Ideal der Stimmigkeit' basiert auf der Akzeptanz der Andersartigkeit von Menschen und der Beachtung der wechselnden spezifischen Anforderungen unserer Gesellschaft. Diese Perspektive verneint das Anstreben eines allgemein formulierten Verhaltensideals durch ein auf Effizienz abzielendes Verhaltenstraining, das der Individualität einer Person nicht gerecht wird.

Wenn wir unser Verhalten wirklich verändern möchten, müssen wir gerade die Anteile in uns betrachten, die das alte gewohnheitsmäßige Verhalten verteidigen und deren Einfluss auf den Teil, der ein neues Verhalten anstrebt, einen unwiderstehlichen Reiz ausübt. (Vgl. 3.3.4)

Gerade diese individuellen Aspekte werden in Verhaltens- und Kommunikationstrainings , die auf der Idee der Effektivität basieren, meist übersehen.

In Übereinstimmung mit dem Wachstumsgedanken der humanistischen Psychologie sieht Schulz von Thun

---

[111] Der Begriff 'Mitglied' ist hier ein Synonym für Teammitglied bzw. Teilpersönlichkeit.
[112] Schulz v. Thun 3) 2004 : 90.

"Entwicklungsrückstände im Verhalten als normal-menschliche Folge eindimensionaler Optimierung und Fehler als Ausdruck von ››des guten Zuviel‹‹. Persönliche Entwicklung ist nur möglich durch behutsames Betreten von Vermeidungsfeldern."[113]

Selbstwahrnehmung führt uns auf die Spur der ungünstigen Prozesse, die Ursache für unsere individuellen Selbstblockierungen und Abspaltungen sind. Die Fähigkeit objektiver Selbstbeobachtung bedeutet, uns unserer Selbst bewusst zu sein. Das Wissen darum, dass wir die Mittel zur Veränderung selbst zur Verfügung haben, gibt uns die Kontrolle über uns.

Entfaltung und Veränderung sind nur möglich, wenn wir sämtliche Anteile in uns in eine dynamische Balance bringen. Dies meint immer die individuelle dynamische Balance. Wir erweitern unsere Handlungsmöglichkeiten. Das wesentliche Werkzeug ist die Freiheit der Wahl, die Fähigkeit Entscheidungen aus uns selbst heraus kommen zu lassen, da unsere ungünstigen Prozesse, die den uns hemmenden Stereotypen zugrunde liegen, selbst eine Lösungsperspektive für uns beinhalten.

In dieser Haltung zum Menschen und in diesem Blick auf die ihn blockierenden Prozesse sowie in der Perspektive für eine Veränderung sehe ich das Potenzial der Wechselwirkung zwischen der Methode der Alexander-Technik und Psychologischer Beratung.

Die Rolle des Beraters und des Alexander-Lehrers entsprechen sich in ähnlicher Art und Weise: Die Alexander-Lehrerin unterstützt die Schülerin lediglich in ihrer Selbstwahrnehmung und bei der Initiierung von Änderungen der Bewegungsmuster. Sie lehrt keine richtigen Bewegungsmuster, sie manipuliert nicht, sie erhält Informationen und gibt dem Schüler Informationen und über den Spannungszustand der Muskulatur zurück. Ihre Hände spiegeln dem Schüler seine Haltungen und geben ihm eine Rückmeldung. Sie ist Expertin für ganzheitliche Bewegungsprozesse.

Der Berater lehrt ebenfalls kein 'angemessenes Verhalten'. Er manipuliert nicht. Er ist Coach, der die Klienten beim Prozess der Selbstklärung unterstützt. Er ist Dialogpartner und Experte für innere und äußere Kommunikationsprozesse.

---

[113] Schulz v. Thun 1996 : 18.

4.2 Fallbeispiel: Selbstklärung im beruflichen Kontext

Die Lösung eines Konflikts befreit die Energie, die im Kampf der widerstreitenden Seiten gebunden war, und diese Energie wird nun in verstärkter Vitalität und einem Gefühl der Klarheit, Macht und Stärke spürbar. (J. O. Stevens)

Anhand eines einfachen Fallbeispiels werde ich in den folgenden Abschnitten die äquivalenten Wirkmechanismen der Alexander-Technik und der Arbeit mit dem Modell des Inneren Teams in Bezug auf die Selbstklärung erläutern. Dabei geht es um den Selbstklärungsprozess einer Person als Vorbereitung auf ein Konfliktgespräch mit dem Arbeitsteam im beruflichen Kontext. Schulz von Thun wendet bei der erlebnisaktivierenden Methode zur Selbstklärung Techniken der humanistischen Therapie an.

Fallbeispiel

Die Klientin Cora ist 36 Jahre alt und Sozialpädagogin. Sie kommt aufgrund eines konkreten Anlasses, dem ein innerer Konflikt zugrunde liegt, in die Beratung.[114] Seit 4 Monaten leitet sie das Team einer Behindertenwohngruppe in einer Institution, in der sie vorher als Leiterin einer Wohngruppe gearbeitet hat. Cora hat das neue Team selber zusammengestellt. Sie ist nun die direkte Vorgesetzte ihrer Kollegen. Sie übernimmt darüber hinaus die Kommunikation mit der Geschäftsführung der Institution und fungiert hier als Bindeglied.

Ihre Leitungsaufgabe umfasst die direkte Personalführung und die Verantwortung für das pädagogische Konzept der Einrichtung und seine Umsetzung. Gleichzeitig arbeit Cora als gleichberechtigte Kollegin in der Betreuung der Mitglieder der Wohngruppe. Ihr Team besteht aus drei Erzieherinnen, einem pädagogischen Helfer, einem Praktikanten und einer Hauswirtschaftskraft. Cora ist mit ihrer beruflichen Position sehr zufrieden. Sie sieht diese Stellung als die letzte Stufe ihrer Karriereleiter an und betrachtet den Aufbau einer neuen Wohngruppe als berufliche Herausforderung. Sie

---

[114] Das Fallbeispiel habe ich übernommen und modifiziert aus: Tönsing, H.: Coaching mit dem Inneren Team. In: Vier Praxishilfen. Materialien aus der Arbeitsgruppe Beratung und Training. Hrsg. von Alexander Redlich. Fachbereich Psychologie der Universität Hamburg. Bd. 2. Hamburg 1999. S. 6-29, Künft. Zit.: Tönsing 1999. Die Methodik werde ich weitgehend in der von Schulz v. Thun erläuterten Vorgehensweise darstellen. Vgl. Schulz v. Thun, Stegemann 2004 : 16-22, Schulz v. Thun 1996, Schulz von Thun; Bossemeyer, Constanze: Wie vermittle ich Interventionsmethoden? Grundkurs – Kommunikationspsychologische Standardinterventionen. Materialien aus der Arbeitsgruppe Beratung und Training. Hrsg. von Alexander Redlich. Fachbereich Psychologie der Universität Hamburg. Bd. 7. Hamburg 1993. Künft. Zit.: Schulz v. Thun, Bossemeyer 1993.

hat diese Aufgabe angenommen, da es ihr Wunsch war, in einem von ihr selbst zusammengestellten Team zu arbeiten.[115]

4.3 Diagnose – Klärung des Anliegens

Das Vorgespräch

Ziel des Vorgesprächs ist die möglichst konkrete Formulierung des Anliegens der Klientin. Was ist das Konfliktthema? Die klare Erhebung des Anliegens ist die 'halbe Miete' für den Selbstklärungsprozess und bildet die Basis für die Arbeitsvereinbarung zwischen Beraterin und Klientin. Die Klientin formuliert ihr Anliegen - soweit es ihr klar ist - und wird von der Beraterin dabei unterstützt. Cora gibt an, dass sie die Absicht hat, ein Konfliktgespräch mit einer Kollegin zu führen und ihre Rolle im Team klarer sehen möchte. Die formulierten Anliegen werden schriftlich festgehalten.

Cora erzählt, dass alle Kollegen in der Probezeit seien. Es gehört zu ihren Aufgaben, zum Ende der Probezeit Mitarbeitergespräche mit ihnen zu führen. Sie nimmt diese Aufgabe sehr ernst und möchte allen Mitarbeiterinnen ein ausführliches Feedback über ihre Arbeit geben. Cora empfindet ihre Rolle dabei als schwierig, da sie einerseits Leiterin, gleichzeitig mit einigen Kollegen privat befreundet ist. Schwierigkeiten hat sie insbesondere mit einer Kollegin, über die sie sich ärgert. Sie weiß nicht, wie sie diesem Konflikt begegnen soll.

---

[115] Tönsing 1999 : 15-16.

Zur Präzisierung des Anliegens dient das sogenannte Thomann[116]-Schema:

THEMA		Es erleichtert die Berücksichtigung des systemischen Kontexts,
Systemischer Kontext	Anliegen	der aktuellen Situation der Klientin und gibt Aufschluss über die innere Situation der Klientin.
Konkrete Schlüsselsituation	Innere Situation	In diesem Bezugsrahmen kann das Anliegen in Form eines konkreten Ziels formuliert werden.

Die Beraterin unterstützt die Klientin bei der Erläuterung des Kontextes, der Darstellung einer konkreten Schlüsselsituation, die den Konflikt sichtbar macht sowie der Klärung der eigenen inneren Situation, so dass ein vollständiges Bild der Situation und ihres Kontext entsteht.

Techniken im Vorgespräch

Es eignen sich sogenannte Hebammentechniken[117], die zur Präzisierung unklarer Aussagen verhelfen oder die Klientin dazu veranlassen 'Ich-Botschaften' zu formulieren, um sich ihrer eigenen Gedanken und Gefühle klarer zu werden.[118]

Satzanfänge

sind hilfreich: „Und dann fühle ich mich...", „Das macht mich dann... ." oder

Aufgreifen non-verbaler Signale

„Sie runzeln die Stirn?" „Was sagt dieses Stirnrunzeln?".

---

[116] Thomann, C; Schulz v. Thun, F. (1989): Klärungshilfe. Reinbek b. Hamburg. In: Schulz v. Thun 1996 : 35.

[117] Als Hebammentechniken werden im allgemeinen Techniken bezeichnet, die den Self-Support der Klientin stärken, d. h. ihr zur Selbsthilfe verhelfen.

[118] Schulz v. Thun, Bossemeyer 1993 : 41-42. Thomann, C.: Schulz von Thun; F. (2003): Klärungshilfe 1. Handbuch für Therapeuten, Gesprächshelfer und Moderatoren in schwierigen Gesprächen. Reinbek b. Hamburg 2003. S. 76-86. Künft. Zit.: Thomann, Schulz v. Thun 2003.

Nachfragen

können dem Verständnis dienen, aber auch provozierender Natur sein um der Klientin zu helfen, Aspekte auf den Punkt zu bringen: „Nämlich", „Sondern",... ."Was ist daran so fürchterlich?" Die Klientin wird veranlasst Gefühle zu äußern, die sie selbst eher zensieren würde.

Doppeln

bedeutet, für die Klientin in der Ich-Form zu sprechen: „Und wenn sie meine Anweisung dann wieder ignoriert, werde ich fürchterlich wütend." Die Beraterin fragt immer nach, ob ihre Äußerung stimmt.

Die Beraterin unterstützt, indem sie aktiv zuhört, nachfragt, das Gehörte zusammenfasst und bündelt. Sie gibt keine Ratschläge und interpretiert die Aussagen der Klientin nicht.

Klärung des Anliegens

Cora hat den Anspruch, mit ihren Rückmeldungen allen Kolleginnen gerecht zu werden, damit sie eine Chance haben, sich zu verbessern. Probleme hat sie dabei nur mit Ursula.

Cora: „Ich hatte einige schwierige Situationen mit Ursula, die mir aus dem alten Team bekannt vorkamen."

Beraterin: „Können Sie Ihre Schwierigkeiten mit Ursula schildern?"

Cora berichtet, dass in ihrem Team jeder Kollege bestimmte Bewohner betreut. Aus pädagogischen Gründen habe ein Kollege mit Coras Wissen aber ohne Absprache mit Ursula einen Bewohner mit Ursula getauscht. Sie habe in der Teamsitzung daraufhin eine Verunsicherung bei Ursula festgestellt und versucht nachzufragen, ob der Tausch für sie in Ordnung war. Ursula habe dazu nichts gesagt.

Cora: „Da habe ich befürchtet, dass sie von jetzt an nichts mehr anspricht, dass sie zur Außenseiterin wird."

Beraterin: „Das haben Sie in Ihrem alten Team schon einmal erlebt?"

Cora: „Ja, und deshalb habe ich mich nicht mehr getraut, noch weiter in sie zu dringen, weil ich befürchtet habe, dass sie sich dann noch mehr zurückzieht."

Cora schildert weitere schwierige Situationen der Kollegen mit Ursula. Offiziell weiß sie nichts davon, die Kollegen haben ihr aber - ohne Ursulas Wissen - davon erzählt.

Cora: „Das bringt mich in eine schwierige Situation Ursula gegenüber. Ich möchte auf diese Informationen ihr gegenüber nicht zurückgreifen, da ich keine informellen Kanäle öffnen will. Ich will nicht, dass Ursula zum Sündenbock wird."

Beraterin: „Haben Sie selbst schon einmal eine schwierige Situation mit Ursula erlebt?"

Cora erzählt von der Bitte an Ursula, eine Bewohnerakte anzulegen, da Cora diese dringend brauchte.

Cora: „Das ist natürlich wieder an mir hängen geblieben."

Beraterin: „Natürlich wieder?"

Cora: „Na ja, ich wurde ungeduldig, weil sich nichts tat und ich habe die Akte dann selbst angelegt. Danach war ich wütend und habe gedacht: „Na prima, mal wieder auf meine Kosten."

Beraterin: „Sehen Sie da Parallelen zu Ihrem alten Team?"

Hier spricht Cora deutlich schneller und aufgebracht. Sie schildert, wie sie in ihrer Leitungsposition von ihrem alten Team kritisiert worden sei, da sie entschieden hatte, wer wann in welche Fortbildung fahren kann. Sie wurde daraufhin auch persönlich angegriffen.

Cora: „Das hat mich so getroffen, dass ich völlig dicht gemacht und über das Thema nicht mehr gesprochen habe. [...] Die ganze Situation hat mich überfordert. Ich hätte viel autoritärer sein müssen. [...] Zum Schluss habe ich bedauert, dass ich mich habe einwickeln lassen."[119]

Cora erzählt, dass sie sich geschworen habe, nie wieder mit solchen Kollegen zu arbeiten. Dies sei auch ihr Motiv dabei gewesen, eine neues Team zusammenzustellen.

Cora (immer noch aufgebracht): „Aber jetzt geht das im neuen Team ja schon wieder so los."

Beraterin: „Darf ich mal etwas für Sie sagen?"

Cora: „Ja."

Beraterin: „Jetzt habe ich Angst, dass sich das Ganze genauso wiederholt und ich völlig überfordert bin. Stimmt das so in etwa?"

Cora: „Ja, da ist was dran. Ich bekomme zwar jetzt Unterstützung von meiner Kollegin Mareike, aber bei Ursula sehe ich große Ähnlichkeiten zu meinen ehemaligen

---

[119] Tönsing 1999 : 15.

Kolleginnen. Ich ärgere mich über Ursula und würde gern offen mit ihr darüber sprechen."

Beraterin: „Aber irgendetwas hindert Sie daran?"

Cora: „Ich habe ja einen hohen Anspruch an die Kritikkultur bei uns und habe ihr auch schon mal was gesagt, aber irgendwie weiß ich nicht, wie ich das richtig anpacken soll."

Beraterin: „Können Sie mir eine konkrete Situation schildern, in der Sie Ursula kritisiert haben?"

Cora schildert eine konkrete Situation, in der sie Ursula wegen Fernsehens während der Dienstzeit kritisiert habe, von Ursula aber nur eine schnippische Antwort bekommen habe. Cora: „Da hab ich sofort Angst bekommen, dass Ursula zurückschlägt, außerdem wollte ich nicht als Despotin hingestellt werden. Dann fand ich es aber doch richtig, denn wenn sich das hier jeder rausnehmen würde, liefe ja gar nichts mehr. Später war ich wütend, weil ich mal wieder den Kürzeren gezogen habe."

An dieser Stelle kann sich ein Brainstorming anschließen, das die widersprüchlichen Regungen in Cora deutlicher werden lässt: die Gerechte, die Kritik wichtig findet, die Ängstliche, die Rückschläge befürchtet, die Wütende, die sich ärgert, da sie – wie immer – den Kürzeren gezogen hat... .

Kontextklärung und Formulierung des Anliegens

Das Vorgespräch wird an dieser Stelle beendet. Das Schema wird ausgefüllt und sichtbar aufgehängt. Es dient als Arbeitsvereinbarung und Grundlage für den folgenden Selbstklärungsprozess.

Überschrift

Unklarer Leitungsstil in meinem Team

Systemischer Kontext

Ich bin die Leiterin eines neuen Teams. Ich habe mit Ursula Probleme, denen ich mich nicht gewachsen fühle.

Anliegen

Die Klientin entscheidet bei ihrem eingangs formulierten Anliegen zu bleiben. Sie einigt sich mit der Beraterin auf folgende Formulierung:

Wie kann ich den richtigen Leitungsstil für die Einzelgespräche am Ende der Probezeit finden?

Konkrete Schlüsselsituation

Kritik üben an Ursula

Innere Situation

Ich möchte allen gerecht werden und gemocht werden. Ich möchte einen klaren und bestimmten Leitungsstil haben. Konkreter Aspekt: Was hindert mich daran, auf Ursula sauer zu sein und Kritik zu üben?

4.4 Die Methode: Identifizierung, Visualisierung, Inszenierung

4.4.1 Aufstellung des Inneren Teams: Identifizierung

Der Selbstklärungsprozess knüpft an das Vorgespräch und die zuvor skizzierte innere Situation Coras an und beginnt mit der Aufstellung des Inneren Teams Coras. Dies kann in Form eines Gesprächs zwischen Beraterin und Klientin geschehen, in dem alle Teammitglieder von der Klientin identifiziert, mit einem Namen versehen und dann in eine Bühnenszenerie z. B. auf einem Flipchart eingezeichnet werden. Tönsing integriert hier psychodramatische Elemente und lässt die Klientin alle hörbaren inneren Stimmen als Personen auf einer 'Bühne' darstellen. Sie weist ihnen auf diese Weise selbst den Ort zu, an dem sie sich befinden: vorne am Bühnenrand, im Hintergrund..., Welche Personen stehen nahe beieinander? Welche Personen stehen weit voneinander entfernt?... . Die Beraterin unterstützt die Klientin bei der Aufstellung ihres inneren Teams.

Identifizierung: die Aufstellung des inneren Teams

Die Ergebnisse aus dem Vorgespräch werden nun auf der 'Bühne' dargestellt. Die Beraterin bereitet die Klientin auf die Bühnenarbeit vor und erklärt die Bedeutung von

Kontaktlinie: Sie markiert die Bühnengrenze und die Außengrenze des Inneren Teams. Teammitglieder, die hier stehen, haben einen direkten Kontakt nach außen.

Sie werden von Außenstehenden wahrgenommen. Die hinten stehenden Teammitglieder sind nur für die Klientin wahrnehmbar.

Stuhl für das Ego: Er befindet sich direkt auf der Kontaktlinie, da die Aufgabe des Egos darin besteht, den Kontakt nach innen als auch den Kontakt nach außen herzustellen. Er dient dem Ego als Position, von der aus es Abstand zum Bühnengeschehen einnehmen kann. Er bietet eine Rückzugsmöglichkeit, um Rollenkonfusionen zwischen den Teilpersönlichkeiten und dem Ego der Klienten zu vermeiden.

Symbolkiste: Sie enthält Accessoires, um die verschiedenen Persönlichkeiten zu charakterisieren.[120]

Die Beraterin visualisiert das innere Seelenbild z. B. auf einem Flipchart. Sie unterstützt die Klientin bei der Aufstellung der Teilpersönlichkeiten, bei ihrer Befragung und der Analyse ihrer Konstellation. Die Beraterin fordert die Klientin auf, die besprochene Konfliktsituation mit Ursula 'Situation Akte anlegen' zu erinnern.
Beraterin: „Was rührt sich in Ihnen, wenn Sie an diese Situation denken?"

      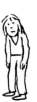

Cora: „Zuerst meldet sich die Verantwortungsvolle. Sie will es allen recht machen, die Mutter des Teams sein. Alle sollen freundlich und vernünftig miteinander umgehen."
Innere Stimmen können sich zunächst auch non-verbal äußern, z. B. in Form eines unguten Gefühls: „Da ist aber auch eine zweite; die bremst die Verantwortungsvolle sofort.
Beraterin: „Können Sie dieser Stimme einen Namen geben?"
Cora: „Ich würde sie die Ehrgeizige nennen. Sie widerspricht der Verantwortungsvollen und meint, sie soll nicht so rücksichtsvoll sein und es allen recht machen wollen."

---

[120] Tönsing 1999 : 11.

Beraterin: „Gut, bringen Sie zuerst die Verantwortungsvolle auf die Bühne und sprechen Sie per Ich!"

Cora stellt sich ganz vorne an die Kontaktlinie: „Ich bin die Mutter des Teams und möchte hier alles unter Kontrolle haben. Ich habe für alle Verständnis und möchte allen gerecht werden, aber das ist natürlich auch gefährlich..."

Beraterin: „Da redet aber jemand dazwischen. Bleiben Sie bei der Verantwortungsvollen."

Cora: „Ich möchte allen gerecht werden und möchte dafür sorgen, dass alle vernünftig und freundlich miteinander umgehen."

Die Verantwortliche wird von Cora überzeugend dargestellt. Sie verkörpert nach außen hin ihr Verständnis von Teamleitung. Sie fordert von Cora, auf alle einzugehen und niemanden auszugrenzen. Sie ist sehr anspruchsvoll und erwartet von ihr ein Klima vernünftiger Kritikkultur im Team aufzubauen. Cora kennt diese Ansprüche vor allem aus der Vorbereitung von Teamsitzungen. (Symbol: Kerze)

Beraterin: „Prima. Jetzt schlüpfen Sie in die Rolle der Ehrgeizigen."

Cora stellt sich etwas hinter die Kontaktlinie: „Ja, ich habe eben dazwischen geredet. Ich finde, dass es falsch ist, es allen recht machen zu wollen." Zur Verantwortungsvollen: „Du bist zu rücksichtsvoll. Cora muss erfolgreich und zielbewusst sein. Ohne mich wäre Cora längst nicht so erfolgreich."

Cora identifiziert die Ehrgeizige als 'O-Ton ihr Vater'. Er habe stets von ihr gefordert, zielbewusst, erfolgreich und nicht selbstlos zu sein. Diese Rolle sei immer präsent. Sie erkennt hierin einen bislang kaum bewussten Glaubenssatz: „Du musst erfolgreich sein." (Symbol: Schlips und Anzugjacke)

Beraterin: „Gibt es weitere Stimmen?"

Cora stellt sich wieder an die Kontaktlinie: „Da ist noch die Schleimige... ."

Beraterin: „Gibt es einen positiven Namen für sie? Und sprechen Sie wieder per Ich."

Cora: „Die Nette vielleicht?" Cora spricht zur Ehrgeizigen: „Ich bin die Nette. Ich habe eine prima Strategie mich durchzusetzen, ohne mich angreifbar zu machen. Man muss zwar ein Ziel vor Augen haben, aber auch immer lieb und nett sein, sonst kriegt man eins auf die Nase."

Cora erkennt hier ihre Strategie, die sie ihrem Vater gegenüber anwandte. Sie bemerkt auch, dass die Nette präsent war, als sie Ursula bat, die Akte anzufertigen. (Symbol: Weste)

Die erste entwertende Bezeichnung 'Die Schleimige' zeigt, dass Cora bzw. die Ehrgeizige die Nette nicht sonderlich schätzen. Der Einwand der Beraterin weist darauf hin, dass die Aufstellung des Inneren Teams auch dazu dient, sich solcher Antipathien bewusst zu werden und als Oberhaupt jedem Teammitglied Achtung entgegen zu bringen. Ein gutes 'inneres Klima', das auf Wertschätzung basiert, ist die Voraussetzung für die gute Zusammenarbeit aller Mitglieder. Auf die beschriebene Art und Weise identifiziert Cora alle sich regenden Stimmen, stellt sie auf der Bühne dar und versieht sie mit einem Symbol.

Weitere Teammitglieder:

Die Resignierte

Sie steht in der Mitte der Bühne neben der Ehrgeizigen. Sie spricht zur Verantwortungsvollen, zur Ehrgeizigen und zur Netten: „Ich habe mal wieder den Kürzeren gezogen. Am besten sag ich gar nichts dazu." Die Resignierte meldet Zweifel an der Kompetenz der Leiterin Cora an. Sie war präsent als Cora die Akte selber angefertigt hat. Cora schweigt darüber, da eine Thematisierung sie nur noch mehr verunsichern würde. Meistens arbeitet Cora die Resignierte weg. (Symbol: Sonnenbrille)

Die Verletzliche

Sie sitzt hinten am Bühnenrand und spricht leise und resigniert nach vorne. „Ich bin ausgeliefert und zweifle manchmal an mir. Wenn die anderen nicht mitziehen, kann ich überhaupt nichts erreichen." Cora hat Schwierigkeiten, die Verletzliche zu zeigen, versucht es aber. Die Verletzliche ist ihr unangenehm. (Symbol: Weißes Hemd)

Cora meint an dieser Stelle, alle Anteile dargestellt zu haben. Die Beraterin macht sie auf deutliche Impulse aufmerksam, die im Vorgespräch spürbar waren: die Impulse, die sie daran hindern, an Ursula Kritik zu üben! Dies war ein Problem, das Cora selbst thematisiert hat.

Die Wütende

Cora setzt sich auf Knien neben die Verletzliche am hinteren Bühnenrand. Sie spricht nach vorne, erst verhalten, dann immer lauter: „Was habe ich bloß mit mir machen lassen."

Cora fällt auf, dass sie dazu neigt, die Wütende einfach zu vergessen. Dieser Anteil falle immer unter den Tisch, sagt sie. Aus der Wut heraus könnte sie Ursula sofort kritisieren. Sie gestatte sich das aber nur, wenn sie allein sei, sonst dürfe sie das nicht. Die Wütende wird zensiert und nicht akzeptiert. (Symbol: Rotes Tuch)

Die Ausgepowerte

Sie sitzt ebenfalls hinten am Bühnenrand neben der Wütenden und spricht leise zu sich selbst. „Ich werde nicht ernst genommen und kann nicht mehr." Sie hat Mitleid mit den Kollegen, denen es genauso geht. Mit Blick auf die Verantwortungsvolle hat sie kein Recht, sie so anzutreiben. (Symbol: dicker Wollpullover)[121]

Die Bühnenarbeit hat das Ziel, das Gegeneinander, das sich als 'Ja', 'Nein' oder in Form unangenehmer und unerwünschter Gefühle äußert, zu untersuchen. Die einzelnen Stimmen werden identifiziert und angehört. Sie kommen ausführlich zu Wort: ohne Wertung, ohne Zensor, ohne das jemand dazwischen redet oder widerspricht. Jedes Teammitglied hat so die Garantie, an die Reihe zu kommen, angehört und verstanden zu werden, egal – wie auch immer das Oberhaupt zu ihr oder ihrer Haltung steht.[122] Die Aufstellung des Inneren Teams muss hier noch nicht abgeschlossen sein. Es können sich immer noch 'Spätmelder' zeigen, die dem Bild nachträglich hinzugefügt werden. Die wesentlichen Merkmale des inneren Gruppengeschehens sind Innere Vielfalt, Innere Uneinigkeit, Innerer Dialog und Innere Gruppendynamik.

4.4.2 Visualisierung: Das innere Gruppengeschehen

Die Bühnenarbeit macht die eigenen Potenziale für die Klientin erlebbar. Sie gelangt von der Problemdefinition aus dem Vorgespräch zu der Erfahrung, dass sie selbst die Ressourcen für die Lösung ihres Problems zur Verfügung hat. Die Konstellation ihrer Teammitglieder wird nun anhand der Visualisierung des Bühnengeschehens nachvollzogen und besprochen.

---

[121] Tönsing 1999 : 21-22.
[122] Schulz v. Thun 3) 2004 : 92.

Verantwortungsvolle: Ich will allen gerecht werden und alles kontrollieren.

Nette: Sei lieb und nett! Ich verhindere, dass zurückgeballert wird.

Ehrgeizige: Das Ziel ist wichtig, nicht der Weg! Ich sorge dafür, dass Cora funktioniert.

Resignierte: Mal wieder den Kürzeren gezogen.

Verletzliche: Ich bin ausgeliefert. Ich will lernen mich zu zeigen.

Wütende: Was hab ich bloß mit mir machen lassen?

Ausgepowerte: Ich kann nicht mehr. Ich habe Mitleid mit den Anderen.

Die Konstellation des Inneren Teams wird sichtbar. Die Klientin wird dazu aufgefordert, die gruppendynamischen Prozesse in Form einer 'inneren Diskussion' stattfinden zu lassen, ohne einzugreifen. Die Klientin übernimmt die Rolle der Moderation. Die Beraterin kann mit der Technik des Doppelns unterstützen und als Dialogpartnerin Fragen an die Teammitglieder stellen.

Die Fragen basieren auf der quadratischen Struktur der Kommunikation:

Sie zielen darauf ab, die Motive, Gefühle, Kognitionen oder die Herkunft der Teilpersönlichkeiten so gut wie möglich zu klären und zu differenzieren. Es geht hier darum, Feindseligkeiten und Bündnisse zwischen den Akteuren aufzudecken: Wer agiert mit wem gegen wen? Wer wird in den Hintergrund gedrängt, wer kommt überhaupt nicht zu Wort?

Beispiele für mögliche Fragen:

Sachinhalt:

Wie siehst du das Problem, das Cora vorträgt? Wie schätzt du es ein? Ist es wichtig?

Selbstkundgabe:

Wer bist du? Wie fühlst du dich? Wie kommst du zu deiner Haltung?

Appell:

Wie würdest du entscheiden, wenn du allein bestimmen könntest, was Cora jetzt tun sollte? An wen wendest du dich? Wen beeinflusst du?

Die Klientin schildert im Dialog mit der Beraterin ihren Eindruck vom eigenen inneren Gruppengeschehen. Ihr fällt auf, dass ihre Hauptakteure die Verantwortungsvolle und die Nette sind. Die zwei sind automatisch in jeder Situation präsent und spielten auch im Konflikt mit Ursula die Hauptrolle. Alle anderen Akteure sind stumm und für Außenstehende gar nicht wahrnehmbar. Die Wütende wird sogar von Cora selbst 'vergessen'.

Die Beraterin gibt ihren Eindruck wieder und stellt zur Diskussion, dass die Ehrgeizige eine noch dominantere Rolle als die Nette einnimmt. Sie gibt Energie an diese ab, solange die Ziele der beiden konform sind. Sie agiert im Hintergrund und bringt auch die Resignierte zum Verstummen. Cora stimmt dieser Beobachtung zu.

Die Verantwortungsvolle und die Ehrgeizige bekämpfen einander. Sie vertreten ambivalente Ansprüche, die von der Netten kaschiert werden und Coras Verhalten oft unklar und widersprüchlich machen. Cora fühlt sich von den ambivalenten Ansprüchen der beiden überfordert.

Die Ehrgeizige wendet ihre Energie nach innen, da die Verantwortliche und die Nette verhindern, dass sie sich zeigt. Cora fällt dazu die Situation in ihrem Zuhause ein. „Wenn mein Vater Klartext mit uns redete, drehte meine Mutter es so lange um, bis sich niemand mehr verletzt fühlte. Das hat mich als Kind total überfordert, denn es gab dann zwei verschiedene Wahrheiten. Die trage ich immer noch mit mir rum."[123]

Die Ehrgeizige verhindert, dass Cora Schwächen zeigt. Die Verletzliche wird von der Netten zudem verstellt, da diese immer befürchtet, dass Cora verletzt wird, wenn sie sich zurückzieht. Diese Fassade macht sie erst recht angreifbar, da ihr z. T. unklares Verhalten für Andere eine Angriffsfläche bietet. Die Resignierte, die Verletzliche und die Wütende spüren das, schweigen aber dazu. Die Verantwortungsvolle und die Nette lassen der Wütenden keine Chance. Die Verantwortungsvolle zensiert die Äußerungen der Wütenden, da sie einseitig und insofern ungerecht sind. Die Nette

---

[123] Tönsing 1999 : 25.

hat sofort Angst vor einem Rückschlag. Hier lässt sich zu diesem Zeitpunkt zusätzlich noch die Ängstliche identifizieren, die eine starke Allianz mit der Netten bildet. Die Ausgepowerte ist die Einzige, die sich von Zeit zu Zeit zeigen kann. Sie wird von der Ehrgeizigen geduldet, da sie durch die Arbeitsbelastung legitimiert ist.

Die Aufmerksamkeit der Klientin kann sich auf die Konflikte konzentrieren, die dafür sorgen, dass einige Akteure überhaupt nicht zum Zuge kommen. Es geht nun darum, diese 'Vermeidungen' genauer zu beleuchten, die dafür sorgen, dass die Hauptakteure 'entstellt' agieren und – da sie völlig dominant sind – Coras Ausdrucksmöglichkeiten einschränken und einen klaren Leitungsstil verhindern.

Cora sieht den ersten Ansatzpunkt hinsichtlich ihres formulierten Arbeitsanliegens im Konflikt zwischen der Verantwortungsvollen und der Ehrgeizigen. Für die Arbeitskollegen sind lediglich die Verantwortungsvolle und die Nette sichtbar. Die Motive der Ehrgeizigen, die 'dazwischen funken', sind für die Arbeitskollegen aber nicht sichtbar und daher auch nicht nachvollziehbar. Cora verliert deshalb auf der einen Seite an Überzeugungskraft, Klarheit und Stärke gegenüber ihren Kollegen, auf der anderen Seite erscheint sie unangreifbar und unnahbar. Nur die Ausgepowerte zeigt gelegentlich eine 'Schwäche', die - für die Kollegen – aber nur der beruflichen Situation zuzuschreiben ist.

Cora meint, dass sie die Ehrgeizige mehr zeigen sollte. Die Beraterin stimmt dem zu. Sie würde ihr dadurch ihre subversive Kraft in Form ihres autoritären Gebarens – auch gegenüber den anderen Teammitgliedern - nehmen.

4.4.3 Inhibition – Disidentifikation und Wahlvermögen

Bevor Cora die Bühnenarbeit begonnen und ihre Teammitglieder und deren Botschaften identifiziert hat, kannte und akzeptierte sie im Grunde nur die Verantwortungsvolle und die Nette. Beide verkörperten für sie und Andere ihre eigentlichen Wesenszüge und waren permanent und automatisch präsent. Dies sind die Automatismen, die ihr Verhalten zumindest im beruflichen Kontext steuerten. Cora hat sich mit beiden Akteuren völlig identifiziert. Ihr Ehrgeiz war ihr bewusst, nicht aber seine destruktive Kraft, die sich dadurch entfaltete, dass sie ihn nicht wirklich akzeptierte und der innere Konflikt sie manchmal zu wenig, manchmal zu autoritär auftreten ließ.

Die Ursache von Automatismen und Verhaltensmustern ist häufig die Tatsache, dass das Oberhaupt sich so stark mit einem oder mehreren Teammitgliedern identifiziert, dass es zu einer Verschmelzung kommt.

Dafür eignen sich in der Regel diejenigen Akteure,

> "die eine starke und positive Rolle im Überlebenskampf des Kindes spielten sowie diejenigen, die das Ich-Ideal einer Person in besonders reiner Art und Weise verkörpern."[124]

Meistens verstrickt diese Überidentifikation das Oberhaupt in die innere Polarisierung und es entwickelt extreme Verhaltensweisen, die zu Verhaltensstereotypen führen. Es handelt sich dabei meist um eine passive, eher unbewusste Identifikation.

> "Die selektive und dauerhafte Verschmelzung mit einem Teammitglied führt zur Herausbildung eines starren Selbstkonzeptes [...] und zu diktatorischer Unterdrückung ››Andersdenkender‹‹ in der inneren Gesellschaft."[125]

Die Verantwortungsvolle verkörpert für Cora das Ich-Ideal: Ich möchte allen gerecht werden, immer verständnisvoll und mütterlich sein und alles unter Kontrolle haben. Hier ist der Einfluss der Mutter deutlich spürbar.

Mit der Ehrgeizigen identifiziert sie sich im Grunde ebenso, tut dies aber heimlich: Meine Ziele zu erreichen ist das Wichtigste. Ich muss immer erfolgreich sein. Diese Haltung entpuppte sich als Glaubenssatz unter Einfluss der Haltung ihres Vaters.

Die Entwicklung der Netten war ihre Entscheidung, auf das Verhalten des Vaters zu reagieren. Sie hat Cora ermöglicht sich durchzusetzen, ohne dafür bestraft zu werden. Schulz v. Thun unterscheidet zwei Daseinsformen[126] des Oberhaupts im Verhältnis zu seinen Teammitgliedern:

Identifikation

Das Oberhaupt schlüpft in die Haut eines Mitglieds, erkennt es als Teil von sich und erkennt es an: "Es ist ein Teil von *mir*."

---

[124] Schulz v. Thun 3) 2004 : 105.
[125] Schulz v. Thun 3) 2004 : 107.
[126] Diese Daseinsformen korrespondieren mit den Wahrnehmungspositionen 'assoziiert' und 'dissoziiert', werden hier aber differenzierter und mit einer Entwicklungsrichtung erläutert.

Diese Haltung bedeutet einen großen Unterschied zur Verschmelzung: "So bin ich."

Disidentifikation

Das Oberhaupt distanziert sich und betrachtet ein Teammitglied von außen. Es macht sich bewusst: "Es ist *nur ein Teil* von mir."[127]

Diese Haltung bedeutet einen großen Unterschied zur Abspaltung: "Das bin ich nicht."

Die Darstellung dieser Haltungen im Wertequadrat sieht folgendermaßen aus:

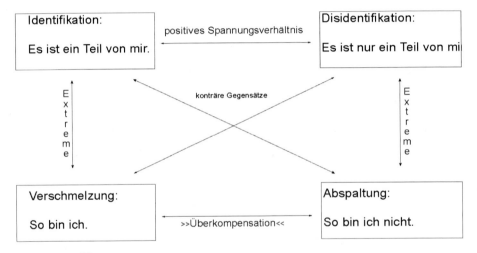

Abbildung 4[128]

Identifikation und Disidentifikation drücken jeweils einen Teilaspekt der 'Wahrheit', der 'ganzen Realität' aus, so dass – im Beratungsprozess und dann als angemessene Haltung im Alltag - ein Pendeln zwischen beiden Polen der gesunde Weg ist. Dies verhindert die Extrempositionen der Verschmelzung: "So bin ich" und die Abspaltung "So bin ich nicht" als Antihaltung dazu. Die Identifikation lässt die Akzeptanz zu, die Disidentifikation ermöglicht einen inneren Abstand zu sich selbst.

---

127 Schulz v. Thun 3) 2004 : 107.
128 Schulz v. Thun 3) 2004 : 108.

94

"Wir werden beherrscht von allem, womit sich unser Selbst identifiziert. Wir können alles beherrschen und kontrollieren, von dem wir uns disidentifizieren."[129]

In diesem Prinzip sieht Assagioli das "Geheimnis unserer Versklavung oder unserer Freiheit" und leitet das therapeutische Ziel aus diesem Gedanken ab: "Unser ››wachsames Selbst‹‹ soll die Kontrolle über die ››Elemente der Persönlichkeit‹‹ übernehmen."[130] In Übereinstimmung mit der Zielrichtung Assagiolis formuliert Schulz von Thun: "Das Oberhaupt soll *zunehmend* die Führung, die kooperative Führung des multiplen Teams"[131] übernehmen, wobei es immer eine wechselseitige Gefolgschaft zwischen Oberhaupt und Team geben wird.

Im "geleiteten Prozess der Disidentifikation" sieht er die Möglichkeit, "dem Oberhaupt seine Kraft und seine Wahlfreiheit bewusst zu machen."[132]

In Kongruenz zur Inhibition bei Alexander ist die Disidentifikation der Weg, Verhaltensmuster und Automatismen zu hemmen, die eine Person verändern möchte. Die Bewusstwerdung einer Gewohnheit und das 'Nein' zu dieser Gewohnheit durch Anhalten ist der erste Schritt zur Veränderung.

4.4.4 Direktiven und die 'Mittel-wodurch': Inszenierung und Kooperation

Die Analyse und die Interpretation des inneren Gruppengeschehens bleibt immer bezogen auf das im Vorgespräch formulierte Arbeitsanliegen: Wie kann ich den richtigen Leitungsstil für die Einzelgespräche am Ende der Probezeit finden?

Die Beraterin hat die Aufgabe, ihren Blick immer auf das Ziel zu richten, dabei aber jederzeit die Klientin und das innere Geschehen im Auge zu behalten. Veränderung ist nur möglich, wenn die gewachsene innere Struktur der Klientin und ihre grundsätzliche und aktuelle Dynamik beachtet und Aspekte davon nicht willkürlich verändert werden. Die Fragen für Beraterin und Klientin sind entsprechend:

Wie kann ich angesichts des inneren Geschehens eine gewünschte Veränderung erreichen? Ist das überhaupt möglich? Welche Mittel habe ich dazu zur Verfügung?

Dabei werden vor allem die problematischen Akteure, die 'Vermeidungsfelder' beleuchtet, die eine Kooperation der Teammitglieder unter der Führung des Ober-

---

[129] Assagioli, R.(1993): Psychosynthese. Reinbek b. Hamburg, S. 29. Künft. Zit.: Assagioli 1993.
[130] Schulz v. Thun 3) 2004 : 104.
[131] Schulz v. Thun 3) 2004 : 104.
[132] Schulz v. Thun 3) 2004 : 109.

haupts zunächst verhindern. Die Disidentifikation ermöglicht das Hemmen eines er-kannnten Verhaltensmusters.

Hier beginnt die eigentliche Arbeit mit dem 'Inneren Team', dessen Ziel im Erlernen der Fähigkeit besteht, für alle Akteure akzeptabel zu entscheiden und zu handeln. Die Frage ist: Wie möchte ich mein Team entwickeln?

Hier zeichnet sich die Methode ab, die in jeder Alltagssituation, aber auch bei tiefen Konflikten Anwendung finden kann. Die Arbeit mit dem 'Inneren Team' beginnt mit Hilfe der Inszenierung, dem Dialog zwischen Berater und einzelnen Akteuren und dem Rollenspiel. Die Beraterin unterstützt die Klientin z. B. im Rollenspiel bei der Diskussion zwischen zwei Akteuren oder im Dialog zwischen Cora und einer Akteu-rin. Sie ist auch hier Expertin für innere und äußere Kommunikationsprozesse. Sie beobachtet die Art und Weise, wie die Akteure miteinander reden. Gibt es eine Ak-zeptanz und Wertschätzung? Techniken sind die bereits erläuterten Hebammentech-niken, das Doppeln und direkte Rückmeldungen an die Klientin.

Während die Selbstklärung das Ziel hat, Klarheit in das innere Chaos zu bringen, geht es hier darum Lösungsstrategien zu finden, die ein von der Klientin vorgestelltes Verhalten herbeiführen könnten. Dies gilt für die Vorbereitung Coras auf die Mitarbei-tergespräche am Ende der Probezeit und insbesondere für das Gespräch mit der Kollegin Ursula. Sofern von der Klientin gewünscht, gilt dies auch für eine dauerhafte Veränderung des Leitungsstils und für das Verhalten allen Kollegen gegenüber.

Im Rahmen der Inszenierung können verschiedene heuristische Strategien ange-wendet werden:

-   Prämisse: Die Botschaft jeder Teilpersönlichkeit enthält aus ihrer Perspektive Berech-tigtes. Die Klientin kann – bezogen auf das gewünschte Verhalten - ein für sie wich-tiges Teilstück aus der Botschaft herausschälen. Die Klientin erkennt, dass sie As-pekte der Botschaft unter Bezug auf das gewünschte Verhalten berücksichtigen kann, ohne zu erlauben, dass sich die Position ganz durchsetzt.

-   Die Klientin erkennt das Interesse hinter einer Position. Sie kann abwägen und für sie wichtige Nuancen aufgreifen. Sie kann Motiven und Interessen von Teilpersönlichkei-ten entgegen kommen, ohne die ganze Position und den mit ihr verknüpften Hand-lungsimpuls zu übernehmen.

- Die Klientin erweitert ihre kognitive Struktur und gewinnt einen größeren Handlungsspielraum. Statt uneingeschränkt 'Ja' oder uneingeschränkt 'Nein' zu einer Position
  und Verhaltensweise zu sagen, kann sie das Feld ihrer Entscheidungen erweitern.

Die Inszenierung und die Klärung der Kontroversen aller inneren Teilpersönlichkeiten
lässt Cora die Mittel erkennen, die ihr zur Verfügung stehen, um ein vorgestelltes angestrebtes Verhalten zu erreichen. Die Vorstellung dieses Ziels ist der Orientierungsrahmen für das Auffinden von Lösungsmöglichkeiten.

Wichtig ist, dass die Lösungsorientierung nicht zu früh stattfindet. Die Mittel beziehen
sich auf das vorhandene Potenzial der Klientin in Form innerer Botschaften, Motive,
Interessen und ihrer Ursprünge sowie auf die Bewusstwerdung ihrer Wahlfreiheit für
ein gewünschtes Verhalten. Unterstützt von der Beraterin pendelt die Aufmerksamkeit der Klientin zwischen dem eigenen inneren Geschehen und der Beobachtung der 'Mittel-wodurch' sowie der angestrebten Verhaltensänderung, die zunächst
lediglich in ihrer Vorstellung existiert. Die Phase der Inszenierung erhält so die Funktion der 'Veränderung im Denken' im Sinne eines Probehandelns.

Werden Perspektiven für die Entwicklung des Inneren Teams gefunden, so können
konkrete Schritte für die Teamentwicklung besprochen werden: Wie könnte diese
Entwicklung nach außen hin aussehen?

Die Inszenierung des inneren Geschehens hat Cora verdeutlicht, dass alle Teilpersönlichkeiten sich stets in Wechselwirkung miteinander befinden und immer aufeinander bezogen sind. Die Regung oder Aktivität einer (Haupt-)Akteurin wird sofort
mit einer Reaktion der Anderen beantwortet. Sie erscheinen als automatische Reflexe der Impulse und des Agierens der (Haupt-)Akteurinnen so wie die Impulse und
Aktionen der anderen Akteurinnen sofort mit Impulsmustern der (Haupt-)Akteurinnen
beantwortet werden. Eine Veränderung ist nur insgesamt und 'von Grund auf' unter
Beteiligung aller Teammitglieder möglich. (Vgl. 3.3.4)

Das Verständnis der Verantwortungsvollen wird heimlich von der Ehrgeizigen manipuliert; die Nette kompensiert dies durch ihre permanente Freundlichkeit (die Schleimige). Die dadurch bewirkte Unklarheit in Coras Ausstrahlung hat zur Konsequenz,
dass ihre Anweisungen z. B. von Ursula nicht umgesetzt werden. Dies lässt die Resignierte und die Wütende erscheinen. Letztere wird sofort von der Verantwortungsvollen und der Netten zum Schweigen gebracht. Das heimliche Agieren der Ehrgei-

zigen und ihre Ansprüche an die Verantwortliche und die Nette führen zu Selbst-
zweifeln bei der Verletzlichen, deren Stimme sie gleichzeitig kontrolliert... .

Cora betont ihren Anspruch, auf alle Kollegen einzugehen und die Kontrolle zu behalten. Sie möchte gleichzeitig erfolgreich sein und ihre Ziele nicht aus dem Auge
verlieren. Die Klientin muss sich nicht auf bestimmte Schritte festlegen. Sie hat die
Möglichkeit, verschiedene 'Entwicklungsmaßnahmen' zu proben.

Die Diskussion zwischen der Verantwortungsvollen und der Ehrgeizigen könnte im
Laufe der Inszenierung zu einem möglichen Kompromiss geführt werden, der dem
gewünschten Verhalten der Klientin sehr nahe kommt und für die Klientin wichtige
Aspekte beider Positionen integriert:

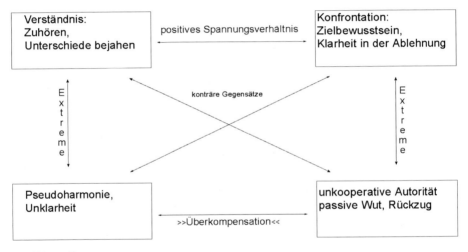

Abbildung 5

Der Anspruch, allen Kollegen gerecht zu werden und die Kontrolle zu behalten, wird
differenziert und durch die Aspekte des Zuhörens und des offenen Bejahens von
Unterschieden zwischen den Kollegen - aber auch zwischen den Kollegen und Cora
- verdeutlicht. Die Ehrgeizige zeigt sich nun durch ein Zielbewusstsein, das Cora
transparent macht. Dies gibt ihr die Möglichkeit Standpunkte und Verhaltensweisen,
die ihren Zielen entgegenstehen, zu diskutieren und gegebenenfalls klar abzulehnen.
Da sie den für sie wichtigsten Aspekt ihres Ehrgeizes nun nach außen hin vertritt,
werden die Motive ihres Verhaltens für die Kollegen deutlicher. Sie kann freundlich
bleiben, ohne sich 'schleimig' fühlen zu müssen. Sie verhindert eine unechte Pseu-

doharmonie und ihr Verhalten wirkt eindeutiger und klar. Sie muss dieser von ihr selbst gehassten Pseudoharmonie nicht mehr durch Überkompensation entgehen. Das Pendeln zwischen Verständnis und Konfrontation erlaubt es ihr, ihren Standpunkt offen zu vertreten, statt autoritär Entscheidungen zu fällen und auf die Reaktionen der Kollegen darauf mit Verletzung, Resignation und Wut zu reagieren. Da sie diese Gefühle nicht zeigen darf, bleibt ihr nur der Rückzug und die Weigerung, sich mit den Kollegen auseinander zu setzen.

Die Klientin lernt, bei der Vorstellung und der Diskussion eines neuen Verhaltens auf die Wirkungen zu achten, die dies auf die Regungen der Teilpersönlichkeiten hat: Kommen Neue hinzu? Verändern sich die Bekannten? Verschwinden die Alten? Sie lernt aufmerksam zu werden für die Veränderungen in ihr selbst. Sie begreift, dass jede Veränderung eines Teils eine (veränderte) Reaktion sämtlicher anderen Teile nach sich zieht.

Die Klientin hat erkannt, dass das erste und wichtigste Ziel darin besteht, die Ehrgeizige deutlicher in Erscheinung treten zu lassen. Das Erkennen des 'Hauptkonflikts' und –davon abhängig - des ersten Ziels ist der wichtigste Schritt. Von hier gehen alle Veränderungsschritte aus. (Vgl. Alexandertechnik und die Bedeutung der Primärkontrolle, 3.2, 3.4.3)

Der eigentlich schwierige Part folgt jetzt: Die Umsetzung des gewünschten Verhaltens und – vor allem – das Antworten auf die Reaktionen der Umwelt auf dieses Verhalten – und zwar wiederum in Übereinstimmung mit sich selbst und den Anforderungen der Situation!

Cora kann zunächst gegenüber ihrer Kollegin Mareike versuchen, die Ehrgeizige offener zu zeigen, da sie sich von Mareike unterstützt fühlt. Sie hat bei ihr einen Schutzraum, den sie ruhig in Anspruch nehmen sollte.

Cora hat erkannt, welche Akteure sie in ihre problematische Situation führen. Sie kann jetzt Verhaltensmöglichkeiten durchspielen, die ihre Situation für sie erleichtern würden.

Weitere Beratungssitzungen haben das Ziel, die nächsten Schritte der inneren Teamentwicklung zu formulieren, zu inszenieren und zu diskutieren.

Die Klientin erlernt im Beratungsprozess die Methode, mit der sie ihr Verhalten überprüfen und analysieren kann. Sie kann sich für ein angestrebtes Verhalten entscheiden, das alte Verhalten - in Form der automatisch agierenden Hauptakteure - hemmen, das Neue durchspielen und es im Alltag zu erproben.

Die Wirkmechanismen der Arbeit mit dem Inneren Team mit und der Methode der Alexander-Technik weisen deutliche Parallelen auf:

- Selbstwahrnehmung und Selbstbeobachtung,

- das Bewusstwerden der Muster,

- Selbstkontrolle durch Inhibition der Muster,

- die Vorstellung des gewünschten Verhaltens und die Beobachtung der 'Mittel-wodurch' sowie

- die Wahrnehmung der Wirkungen:

- Selbstwahrnehmung und Selbstbeobachtung ... .

Dies wird begriffen als organischer Prozess, der ständig von Neuem initiiert und durchlaufen wird, ohne Wiederholung zu sein.

Jede wahrgenommene Veränderung wird als Ziel auf dem Weg zur gewünschten Veränderung formuliert, durchgespielt und erprobt. Wird ein Teil verändert, verändert sich ein Akteur, so hat dies Auswirkungen auf alle anderen Akteure, so dass die innere Situation sich anders darstellt und diese wiederum wahrgenommen und berücksichtigt werden muss. Die initiierten Wirkungen werden zu Mitteln, die nächsten Schritte einzuleiten und dabei die Wirkungen in Bezug auf das gewünschte Verhalten im Auge zu behalten.

Die Aufmerksamkeit besteht immer im Pendeln zwischen gewünschtem Verhalten, innerer Situation und ihrer Veränderungsprozesse.

4.5 F.M. Alexander-Technik - Psychologische Beratung - Stimmigkeit

Die Aufmerksamkeit auf sich selbst zu lenken, ist ein fortwährender Prozess, der so wenig endet wie die Entwicklung des Inneren Teams - abhängig von den Anforderungen an uns - zu einem Ende kommt. Hier sind immer zwei Aspekte zu unterscheiden:

- Innere Teambildung: Welche Akteure sind für eine bestimmte Situation bezogen auf eine bestimmte Aufgabe geeignet?
- Innere Teamentwicklung: Persönlichkeitsentwicklung als situationsübergreifendes Langzeitprojekt[133]

Die Arbeit mit dem Inneren Team legt den Schwerpunkt auch bei der Beratung im beruflichen Kontext auf den Aspekt der Persönlichkeitsentwicklung. Dies ist sinnvoll, da die Ursache von Konflikten und Problemen selten eine Frage der fachlichen Kompetenz, sondern in der Regel eine Frage der persönlichen bzw. der sozialen Kompetenz sind. Hier sei noch einmal an die Analogie des Modells des Inneren Teams zum Arbeitsteam erinnert:

- Die normale Gruppe: Die Leistungen addieren sich.
- Die gestörte Gruppe: Die Leistungen subtrahieren sich.
- Das exzellente Team: Die Leistungen multiplizieren sich.[134]

Das 'Ideal der Stimmigkeit' gibt lediglich die Entwicklungsrichtung vor, ohne konkrete Entwicklungsschritte zu formulieren. Der Klient formuliert das 'Thema', die Richtung der Veränderung ergibt sich aus dem inneren Geschehen des Klienten, aus der individuellen Lebenssituation und der individuellen aktuellen Situation. Die Mittel der Veränderung bezieht er aus seinem eigenen erfahrbar gemachten Potenzial, bezogen auf seine aktuelle Situation und auf seine Lebenssituation. Er erlernt eine Methode, um Veränderungsperspektiven selbst zu erkennen und die Veränderungsschritte selbst durchzuführen.

---

[133] Schulz v. Thun 3) 2004 : 65.
[134] Schulz v. Thun 3) 2004 : 66.

Das 'Ideal der Stimmigkeit' ist nicht nur der Orientierungsrahmen für den Klienten. Auch der Berater verfolgt stets zwei Blickrichtungen. Das Setting und die Beratungstechniken müssen auf die Persönlichkeit des Beraters abgestimmt sein, wenn dieser dem Klienten authentisch begegnen will. Genauso sind Setting und Beratungstechniken immer auf die individuelle Persönlichkeit der Klientin und auf den 'Charakter' ihrer Teammitglieder sowie auf ihr individuelles Thema bezogen. Die Vorteile Psychologischer Beratung auf der Basis des Modells des Inneren Teams sehe ich vor allem in folgenden Aspekten:

Persönlichkeitsentwicklung wird mit 'Effektivität' verbunden. Effektivität wird hier nicht als zweckrationale Zielorientierung verstanden, sondern idealistische Selbstverwirklichung und Zweckrationalität werden durch die Verbindung von Persönlichkeitsentwicklung mit realistischen und pragmatischen Aspekten ins Gleichgewicht gebracht.

Das Beratungsmodell ist flexibel und offen in Bezug auf individuelle Entwicklungswünsche in Übereinstimmung mit den sich verändernden Anforderungen der Außenwelt. Dabei werden alle Ebenen des Erlebens berücksichtigt und hinterfragt. Die Identifizierung der Teilpersönlichkeiten lässt kognitive und emotionale sowie Aspekte der Handlungserwartungen und der Handlungsbereitschaft als komplexe und eng miteinander verwobene Prozesse wahrnehmbar werden.

Die 'Arbeit mit dem Inneren Team' trägt der Tatsache Rechnung, dass der Mensch ein komplex denkendes Wesen ist, das Realität mithilfe von Sprache konstruiert. Sprache ist auch das Medium, mit dem der Mensch die Vorstellungen von der Realität und seine Haltungen dazu in 'logische' Zusammenhänge bringt und sie zu komplexen subjektiven Wahrheiten gestaltet, die für ihn 'Hand und Fuß' haben.[135] Die 'Inszenierung' des inneren Geschehens erlaubt es, die Wechselwirkungen zwischen den Teilpersönlichkeiten in Form von Kommunikationsbeziehungen sichtbar zu machen. Dies bietet die Möglichkeit, die angewandten Strategien bei der Konstruktion subjektiver Realität aufzudecken.

Das Modell des Inneren Teams bietet einen Beratungsansatz, der es zulässt, die 'Arbeit mit dem Inneren Team' einer konkreten Person auf der Basis einer Kombination ausgewählter Techniken und Interventionsmethoden zu gestalten.

---

[135] "Dieselbe Sprachfähigkeit, der sie [die Menschen, A. W.] ihr Menschsein verdanken – die Gabe, mit anderen und mit sich zu kommunizieren -, kann auch dazu missbraucht werden, sich selbst fürchterlichen Unsinn einzureden: d. h. Dinge als schrecklich zu definieren, die in Wirklichkeit höchstens lästig oder unangenehm sind." Ellis 1993 : 23.

Vor allem in der Phase der Inszenierung kann es sinnvoll sein, Techniken aus der rational-emotiven Therapie, dem NLP oder der Transaktionsanalyse zu integrieren. Abhängig von der Situation und den 'Charakteren' der gerade diskutierenden Teilpersönlichkeiten können sich direktive Techniken wie z. B. Disputationstechniken hervorragend eignen, um die Klienten auf zugrunde liegende Motive und Interessen oder die Herkunft von Teammitgliedern aufmerksam zu machen.

Die Ergänzung des Beratungsprozesses durch das Erlernen der Alexander-Technik kann der Klient dazu nutzen, die im Setting gewonnenen Erkenntnisse in der Sitzung mit dem Alexander-Lehrer anhand körperlicher Prozesse nachzuvollziehen. Umgekehrt kann der Klient die mit dem Erlernen der Alexander-Technik gemachten Erfahrungen in das Setting der Beratung einbringen und für die Arbeit am konkreten Thema fruchtbar machen.

Den Grund für die Effizienz der Integration von Alexander-Technik und Psychologischer Beratung sehe ich - neben der gleichen Einstellung zum Menschen und der Zielstellung - in der Kongruenz der Methodik und ihrer Wirkmechanismen. Die Methoden Psychologischer Beratung und die Alexander-Technik - als Erfahrung und Lernprozess - sind geeignet, ihre Wirkung im Zusammenspiel für die Klienten zu multiplizieren. Das Erlernen der Fähigkeit die Methode selbständig anzuwenden, kann sich in der Kombination erheblich beschleunigen.

Psychologische Beratung setzt an den Emotionen der Klienten an. Die Emotionen sollen reaktiviert und erfahrbar werden, ihre Wechselwirkung auf das Denken und Handeln wird zum Thema. Trotz der Integration erlebnisaktivierender oder psychodramatischer Elemente in den Beratungsprozess, die Beachtung non-verbaler Ausdrucksweisen wie Gestik und Mimik im Verhältnis zu sprachlichen Äußerungen und ihre Thematisierung, ist die dominante Ebene der Beratung die Sprache. Interventionstechniken erfolgen vor allem auf der sprachlichen Ebene. Anliegen, Erfahrungen und Beobachtungen werden im Dialog zwischen Klient und Berater verbal formuliert, diskutiert und festgehalten.

Die Alexander-Technik setzt an den Körperprozessen an, an den Anspannungen, die direkt mit den Emotionen verbunden sind. (Vgl. 3.1) Die Aufmerksamkeit des Schülers wird auf Körperprozesse, Bewegungsprozesse und –muster gelenkt. Der Schwerpunkt in den Lektionen liegt in der Ausübung der 'Aktivitäten' und dem Einüben der Methode. Der Dialog zwischen Alexander-Lehrerin und Schüler konzentriert sich auf den Zusammenhang zwischen Sinneswahrnehmung und Bewegungsprozessen und –mustern.

Kognitive Prozesse auf der einen Seite und Körperprozesse und Sinneswahrnehmung auf der anderen Seite sind (neben der biophysikalischen Stimulierung) die Aspekte, die Emotionen auslösen. Die Kombination von Alexander-Technik und Psychologischer Beratung eröffnet die Perspektive, den Zusammenhang von Körper-, Gefühls,- und Denkprozessen, bezogen auf ein aktuelles Problem und bezogen auf die Initiierung von Bewusstwerdungsprozessen für den Klienten unmittelbarer und nachhaltiger erfahrbar zu machen.

Die wohltuende körperliche Wirkung besteht im Verlust zu großer Anspannung und im Erlernen der Fähigkeit, Anspannung eigenständig zu unterlassen. Dies bewirkt ein Gefühl körperlicher und emotionaler Leichtigkeit, das eine positive Wirkung auf den Klienten und insofern eine förderliche Wirkung auf den Beratungsprozess hat.

Ebenso wie der Berater geht der Alexander-Lehrer auf den individuellen Zustand des Schülers ein. Dieser gibt - so wie der Klient in der Beratung - das 'Thema' vor. Er bestimmt das Tempo der Vorgehensweise und die Richtung und die Art der Veränderung.

Wenn verbale und sensumotorische Indoktrinationen die eigentlichen Faktoren für die Ausformung unserer Selbstkonzepte sind und ungünstige Selbstkonzepte psychische Störungen verursachen können, so müsste eine Methode, die gleichzeitig auf beiden Ebenen arbeitet *und* auf eine Veränderung des Denkens abzielt, am besten geeignet sein, Denken und Fühlen umzustrukturieren und damit echte und nachhaltige Verhaltsveränderungen zu bewirken.

Die beschriebene Wechselwirkung nehme ich nicht nur für Psychologische Beratung an, die auf dem Modell des Inneren Team basiert. Sie gilt für alle Ansätze, die das humanistische Weltbild teilen und deren Ziel darin besteht, den Klienten das Werkzeug an die Hand zu geben, aus eigenem Willen und durch selbständiges Tun 'gesund' zu bleiben und zu wissen, was das 'Richtige' für sie ist.

Durch die Berührung mit den Händen, über den kinästhetischen Sinn, wird den Schülern ihr realistisches Körperschema „zurückgegeben", ihre Körpergrenzen, -haltungen, Bewegungen und Spannungszustände spürbar und bewusst. Die Alexandertechnik als Methode betrifft alle Ebenen des Menschseins, ihre Vermittlung und Anwendung lässt Prozesse auf der körperlichen, emotionalen und geistigen Ebene fühlbar werden, zur Sprache bringen und bewusst werden, um alle Ebenen organisch aufeinander zu beziehen.

Psychologische Beratung setzt an den Emotionen der Klienten an. Die Emotionen sollen reaktiviert und erfahrbar werden, ihre Wechselwirkung mit dem Denken und Handeln wird zum Thema. Trotz der Integration erlebnisaktivierender oder psychodramatischer Elemente in den Beratungsprozess, die Beachtung nonverbaler Ausdrucksweisen wie Gestik und Mimik im Verhältnis zu sprachlichen Äußerungen und ihre Thematisierung, ist die dominante Ebene in der Beratung die Sprache.

Sensomotorik und verbale Einflüsse und Indoktrinationen sind die wesentlichen Faktoren für die Bildung unserer Selbstkonzepte. Ungünstige Selbstkonzepte stehen unserer Entwicklung, Gesundheit und Lebensqualität im Weg.

Eine Methode, die auf beiden Ebenen arbeitet und auf eine Veränderung der neuronalen Schaltkreise abzielt, scheint mir am besten geeignet, Denken und Fühlen umzustrukturieren und damit echte Verhaltensveränderung zu bewirken.

Der Organismus selbst ist „Psychologischer Berater", d.h. Kompass für eine klare (Selbst-)Wahrnehmung, für die eigenen Emotionen und authentisches Fühlen, Denken und Handeln. Voraussetzung dafür ist, dass wir seiner Funktionsweise entsprechend mit ihm umgehen, seine Botschaften verstehen und darauf bewusst antworten – in Bezug auf uns selbst, auf die anderen, auf das, was wir tun und wie wir es tun.

5 Ausblick – Mittel der Veränderung

Kinästhetischer Sinn

Die Alexandertechnik erreicht über den kinästhetischen Sinn den ganzen Menschen. Über die Sinne empfangen wir Eindrücke und Bilder, der Verstand arbeitet erst, wenn die Sinne ihm etwas anbieten.

Der kinästhetische Sinn ist der erste Sinn, die Haut das erste und wichtigste Wahrnehmungsorgan, mit dem wir im Mutterleib unsere Umwelt erfahren, später mit den Händen begreifen. Danach bilden sich die anderen Sinne aus. Parallel entwickelt sich das Gehirn und bildet aus den individuellen Erfahrungen im Laufe des Lebens seine neuronalen Netzwerke aus der Verarbeitung von Sinnesreizen, damit verbundenen Emotionen, Bewertungen, Reaktionen, ihrer Differenzierung und kognitiven Verarbeitungsprozessen.

Die Alexandertechnik setzt (ontogentisch) „am Ursprung", an der kinästhetischen Erfahrung an, an den Köperprozessen und Anspannungen, die direkt mit den Emotionen verbunden sind. Die Aufmerksamkeit der Schüler wird auf Körperprozesse, Bewegungsprozesse und –muster gelenkt. Der „Dialog" zwischen Lehrern und Schülern konzentriert sich auf den Zusammenhang zwischen Sinneswahrnehmung und Bewegungsprozessen und –mustern. Die bewusste Wahrnehmung der Emotion ermöglicht ihre Formulierung, das Gefühl, den Gedanken und zugrunde liegende Vorstellungssysteme als Motor des Handelns.

„Inhibition" eröffnet den Raum, die Identifikation mit den automatisch ablaufenden Prozessen und Reaktionen aufzulösen, Abstand zu gewinnen und das, was ist, bewusst wahrzunehmen und zu akzeptieren.

„Direction" ermöglicht das bewusste Heraustreten aus dem eigenen System, das Vorstellen der Alternative als „Probehandeln", um dann bewusst in die Bewegung, d.h. einen anderen Weg zu gehen. Die Vorstellung von einer Tätigkeit ruft immer verschiedenste Körper-, Denk- und Gefühlsprozesse ab, die an diese Vorstellung geknüpft und im ZNS gespeichert sind. „Direction" ist die bewusste Wahl der gewünschten Vorstellung.

Psyche – Atem und Lebenskraft

Psyche [gr. *psychein* hauchen] bedeutet urspr. Hauch, dann Atem. Der Atem als Kennzeichen des Lebens führte zur Gleichsetzung der Psyche mit dem Leben, der Lebenskraft und Lebensenergie, zuletzt mit der Seele als dem Lebensprinzip. Atmen heißt fühlen und eine eingeschränkte Atmung, ein verengter Brustkorb und eine eingeschränkte Tätigkeit des Zwerchfells verhindern bestimmte Empfindungen des Körpers und Gefühlszustände. Wenn wir flach atmen, verringern wir die Menge an aufgenommener Luft und gleichzeitig das Volumen unserer Lungen, unseres Brust- und Bauchraums. Eine flache und hastige Atmung führt zu Gefühlen der Angst, Nervosität und Unbehagen im Organismus.

> „Das ist ein gutes Beispiel dafür, dass bestimmte Empfindungen den Körper in bestimmter Weise beeinflussen und doch andererseits die Struktur und die Funktionen des Körpers die Voraussetzung für bestimmte Gefühlszustände sind. Wenn z.B. bestimmte Atemmuster als Abwehrmechanismen gegen das Erleben bestimmter Gefühle entwickelt werden, beginnen die Muskeln und das darunter liegende Zwerchfell, sich zu verhärten und zusammenzuziehen und so ein unbewegliches Korsett voller Spannung um die Lungen zu legen."[136]

Alexander dachte, dass eine ausgeglichene Muskelspannung im Organismus die Voraussetzung für optimale Koordination und den natürlichen Fluss der Atmung ist. Das Zusammenspiel von Muskeln, Organen, Rippen und der feinen Mechanismen, die am Atemvorgang beteiligt sind, macht deutlich, dass die Voraussetzung für eine frei fließende Atmung ein entspannter, gesunder Körper bzw. ein gesundes Körperbewusstsein ist. Wird die Atmung nicht blockiert, gelangen die in den Eingeweiden, im Bauchraum entstehenden Empfindungen/Gefühle in die Brustregion und können „auf dem Weg dorthin" bewusst wahrgenommen, differenziert und schließlich in Gestik, Mimik, in Handlung umgesetzt werden.

Eine Blockierung und Verflachung der Atmung verursacht eine Blockierung und Beschränkung der Emotionen und Gefühle, so dass sie in ihrer Bedeutung als „Ratgeber", als Ressource für eine ausgewogene seelische Verfassung, eine klare Wahrnehmung und angemessenes Handeln nicht zur Verfügung stehen.

---

[136] Dychtwald, K. (1981): Körperbewusstsein: Eine Synthese der östlichen & westlichen Wege zur Selbst-Wahrnehmung, Gesundheit & persönlichem Wachstum. Essen, S. 157.

Emotion und Gefühl

Wir nehmen Körperzustände wahr, wenn wir Emotionen fühlen. Gefühle sind notwendig zur Wahrnehmung des durch Emotionen veränderten Körpers. (William James)

Emotion (emovere: herausbewegen) bezeichnet (von Geburt an) das Erleben und den Ausdruck von Freude, Angst, Trauer, Neugier und Ärger, später auch Schuld, Scham, Neid usw. Jede Erfahrung, jedes Erlebnis ist mit Emotionen verbunden, jede Emotion hat eine bestimmte Erlebnisqualität und besitzt eine Motivation für ein bestimmtes Verhalten.

„Der Prozess des Fühlens hat Orientierungsfunktion und macht den Organismus aufmerksam auf ein Problem, mit dessen Lösung die Emotion begonnen hat."[137]

Die Evolution hat zuerst die Emotionen, dann – mit der Entwicklung der jüngeren Hirnstrukturen - die Gefühle hervorgebracht. Emotionen sind Motor für automatische Reaktionen auf Reize, die auf unbewusste Art das Überleben des Organismus sicher(te)n und die sich deshalb durchgesetzt haben. Emotionen sind vorübergehende Veränderungen im Organismus, werden sie von uns bewusst wahrgenommen, so spricht man von Gefühl. Als Gefühl bezeichnet Damasio die Repräsentation der vorübergehenden Veränderungen im Organismus in Form neuronaler Muster und den damit verbundenen Vorstellungen.[138]

Das Gefühl wird also nicht im Körper, sondern in der Repräsentation des Körperschemas im Gehirn wahrgenommen. Die Basis für diese Wahrnehmung wird in der Kartierung des Körpers im Gehirn geschaffen. Diese Karten bilden Teile des Körpers und seine Zustände ab.

Mein Unterricht zielt daher immer darauf ab, über die Berührung mit den Händen, Körperschema und Körperzustände bewusst zu machen, zu formulieren und Karten im Gehirn (wieder) anzulegen und durch den Dialog zwischen Gehirn und Körper eine verlässliche Sinneswahrnehmung (wieder) anzueignen.

Im Mittelpunkt meines Unterrichts steht die Vermittlung der Prinzipien der Alexandertechnik mit dem Ziel, dass die Schüler sich durch das Loslassen übermäßiger Muskelspannung zur Reaktivierung der Aufrichtungsreflexe ihren Körper wieder aneignen und sich (langfristig) wieder auf ihre Emotionen, ihr Fühlen und Denken als

---

137 Müller, L; Müller, A. (Hrsg.): Wörterbuch der analytischen Psychologie. Düsseldorf und Zürich 2003, S. 100.
138 Vgl. Damasio, A.R. (2005): Der Spinoza-Effekt. Wie Gefühle unser Leben bestimmen. Berlin, S. 102-107.

Wahrnehmungs- und Orientierungsfunktionen verlassen können. Das Erlernen der Alexandertechnik kann zum Erleben des Zusammenhangs zwischen Körper, Geist und Emotion führen. Das Wissen um diesen Zusammenhang und ihr Zusammenwirken wird mit der Anwendung der Methode zur kinästhetischen Erfahrung.

„Inhibition" und „Direction", Prinzipen unseres Nervensystems, setzt die Alexandertechnik als bewusstes Mittel ein, um den Neokortex, den jüngsten Teil des Gehirns, für das bewusste Herausspringen aus dem „alten System", für die mentale Ausrichtung auf ein gewünschtes Verhalten zu nutzen.

Das Loslassen von Muskelspannung führt langfristig zum Loslassen von Vorstellungen über sich selbst, das eigene Denken und Fühlen. Dazu gehört eine ehrliche Selbstbeobachtung, um die Anteile, Emotionen und Gedanken zu akzeptieren und zu integrieren, die vorher ein „Schattendasein" geführt haben. Jeder dieser Aspekte findet seinen Ausdruck im Körperschema, im Muskeltonus, in der Haltung... .

Die Alexandertechnik schätze ich sehr aufgrund ihres besonderen Spektrums in der Anwendung. Sie eignet sich für die Prophylaxe, für die Linderung oder Heilung kleinerer oder größerer körperlicher Beschwerden bis hin zur Persönlichkeitsentwicklung und Selbsterfahrung durch die permanente „Wiederholung" ihrer Prinzipien. Ihre Besonderheit liegt für mich darin, dass die Menschen lernen, sie selbst anzuwenden. Das Potenzial der F.M. Alexandertechnik ist so groß, wie ihre Anwendung durch den individuellen Menschen.

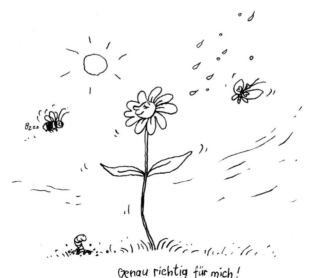

Genau richtig für mich!

Literatur

F.M. Alexandertechnik

Alexander, F. M.(2001): Der Gebrauch des Selbst. Freiburg. (Erstausgabe: The Use oft the Self, 1932).

Alexander, F. M.(1972): Teaching Aphorisms. In: Alexander Journal 7.

Barlow, W. (1989): Die Alexander-Technik. Gesundheit und Lebensqualität durch Den richtigen Gebrauch des Körpers. München.

Esser-Driever, A.: Vom Gebrauch des Selbst. Aus der Lehre des F. Matthias Alexander von Marjorie Barlow. In: Natur und Medizin, Mitgliederbrief 2/93, S. 7-10.

Esser-Driever, A: Vom Gebrauch des Selbst. Aus der Lehre des F. Matthias Alexander von Marjorie Barlow. In: Natur und Medizin, Mitgliederbrief 3/93, S. 6-10.

Gelb, M.(1992): Körperdynamik. eine Einführung in die Alexandertechnik. Frankfurt/Main, Berlin. 2. Aufl.

Leibowitz, J., Connington, B.(1993): Die Alexander-Technik. Körpertherapie für jedermann. Reinbek b. Hamburg 1993.

Masterton, A.(1998): Alexander-Technik. Köln. (Erstausgabe: Alexander Technique. Shaftesbury, Dorset 1989).

Maisel, E.(Hrsg.): Alexander, F. M. Die Grundlagen der F.M. Alexander-Technik. Heidelberg 1985.

Weitere Quellen

Assagioli, R. (1993): Psychosynthese. Reinbek b. Hamburg.

Bauer, J.(2004): Das Gedächtnis des Körpers. München.

Ellis, A. (1993): Die rational-emotive Verhaltenstherapie. Das innere Selbstgespräch Bei seelischen Problemen und seine Veränderung. München , 5. Aufl.

Damasio, A.R. (2005): Der Spinoza-Effekt. Wie Gefühle unser Leben bestimmen. Berlin.

Dychtwald, K. (1981): Körperbewusstsein: Eine Synthese der östlichen & west-lichen Wege zur Selbst-Wahrnehmung, Gesundheit & persönlichem Wachstum. Essen

Ferrucci, P. (1994): Werde, was du bist. Selbstverwirklichung durch Psychosynthese. Reinbek b. Hamburg.

Hüther, G. (2001): Bedienungsanleitung für ein menschliches Hirn. Göttingen.

Müller, L; Müller, A. (Hrsg.): Wörterbuch der analytischen Psychologie. Düsseldorf und Zürich 2003.

Perls, F. (1992): Grundlagen der Gestalt-Therapie. Einführung und Sitzungsprotokolle. München.

Piron, H. (2001): Wille in der Krise. Die Bedeutung des Willens in der westlichen Psychologie und östlichen Philosophie.. <http://www.zentrum-fuer-psychosynthese.de>

Tönsing, H. (1999): Coaching mit dem Inneren Team. In: Vier Praxishilfen. Materialien Aus der Arbeitsgruppe Beratung und Training. Hrsg. von Alexander Redlich. Fachbereich Psychologie der Universität Hamburg. Bd. 2. Hamburg. S. 6-29.

Schulz von Thun, F.; Bossemeyer, C. (1993): Wie vermittle ich Interventionsmethoden? Grundkurs - Kommunikationspsychologische Standardinterventionen. Materialien aus der Arbeitsgruppe Beratung und Training. Hrsg. von A. Redlich. Fachbereich Psychologie der Universität Hamburg. Bd. 7. Hamburg.

Schulz von Thun, F. (1996): Praxisberatung in Gruppen. Erlebnisaktivierende Methoden in 20 Fallbeispielen zum Selbsttraining für Trainerinnen und Trainer, Supervisoren und Coaches. Weinheim.

Schulz von Thun, F. (2004): Miteinander Reden 1. Störungen und Klärungen. Reinbek b. Hamburg. 40. Aufl.

Schulz von Thun, F. (2004): Miteinander Reden 2. Stile, Werte und Persönlichkeitsentwicklung. Reinbek b. Hamburg. 24. Aufl.

Schulz von Thun, F. (2004): Miteinander Reden 3. Das „Innere Team" und situationsgerechte Kommunikation. Reinbek b. Hamburg. 12. Aufl.

Schulz von Thun, F.; Stegemann, W. (Hg.): Das Innere Team in Aktion. Praktische Arbeit mit dem Modell. Hamburg 2004.

Schulz von Thun, F. (2004): Seven Tools for Clear Communication. The Hamburg Approach in English Language. Hamburg.

Stone, H.; S. (2000): Du bist viele. Das 100fache Selbst und seine Entdeckung durch Die Voice-Dialogue-Methode. München. 4. Aufl.

Thomann, C., Schulz von Thun, F. (2003): Klärungshilfe 1. Handbuch für Therapeuten, Gesprächshelfer und Moderatoren in schwierigen Gesprächen. Hamburg.

Zimbardo, P. G. (1992): Psychologie. Berlin, Heidelberg, New York. 5. Aufl.

Elektronische Quellen

<http://www.alexander-technik.org>

<http://www.f-m-alexander-technik.de>

<http://arbeitsblaetter.stangl-taller.at>

<http://www.dgta.de>

<http://www.feldenkrais.de>

<http://www.hierjetzt.de>

<http://www.itaa-net.org>

<http://www.nlp.de>

<http://www.nlp-nielsen.de>

<http://www.psychotherapie-netzwerk.de>

<http://www.zentrum-fuer-psychosynthese.de>

Die Autorin

Angelika Wichert, geb. 1961, schloss ihr erstes Studium der Philosophie, Germanistik und Kunstgeschichte an der WWU-Münster mit dem Magister Artium ab. Nach mehrjähriger Tätigkeit als Redakteurin und Lektorin und einer Ausbildung zur Drehbuchautorin für Lernmaterialien war sie als Fach- & Drehbuchautorin und Dozentin im IT-Bereich tätig. Motiviert durch ihre intensive Beschäftigung mit Lernpsychologie, Lehr-, Lern- und gruppendynamischen Prozessen absolvierte sie ein Psychologiestudium, das sie mit einem Diplom ‚Psychologische Beraterin' abschloss. Ihre Auseinandersetzung mit zeitgenössischen Ansätzen Psychologischer Beratung, der Wahrnehmungspsychologie, Hirnforschung und der Wirkungsweise der F.M. Alexandertechnik waren der Anlass, ihre Ergebnisse in diesem Buch zu formulieren.

Angelika Wichert arbeitet als Lehrerin für F.M. Alexandertechnik in eigener Praxis, als Fachautorin und Dozentin in Berlin.

www.AngelikaWichert.de